Kolapalli Venkata Ratnamala
Yelisetti Anisha

Comprimidos não efervescentes de cefuroxima axetil

Kolapalli Venkata Ratnamala
Yelisetti Anisha

Comprimidos não efervescentes de cefuroxima axetil

Um sistema eficaz de administração sustentada de cefuroxima axietel

Imprint

Any brand names and product names mentioned in this book are subject to trademark, brand or patent protection and are trademarks or registered trademarks of their respective holders. The use of brand names, product names, common names, trade names, product descriptions etc. even without a particular marking in this work is in no way to be construed to mean that such names may be regarded as unrestricted in respect of trademark and brand protection legislation and could thus be used by anyone.

Cover image: www.ingimage.com

This book is a translation from the original published under ISBN 978-3-330-08491-9.

Publisher:
Sciencia Scripts
is a trademark of
Dodo Books Indian Ocean Ltd. and OmniScriptum S.R.L publishing group

120 High Road, East Finchley, London, N2 9ED, United Kingdom
Str. Armeneasca 28/1, office 1, Chisinau MD-2012, Republic of Moldova, Europe
Printed at: see last page
ISBN: 978-620-7-34222-8

TÓPICO

INTRODUÇÃO

1.1 Sistemas de administração oral de medicamentos[17]

Os sistemas de libertação oral de fármacos continuam a ser a via de administração mais popular devido à sua versatilidade, facilidade de administração e adesão dos doentes. Foram desenvolvidos vários sistemas orais de libertação controlada para melhorar a libertação de fármacos na circulação sistémica. . O trânsito gastrointestinal rápido impede a libertação completa do fármaco, conduzindo a uma diminuição da sua atividade. Os sistemas de libertação de fármacos gastro-retentores são concebidos para prolongar e atrasar o tempo de esvaziamento gástrico (GET). O GET é o fator mais importante que ajuda a forma de dosagem a permanecer no estômago durante mais tempo do que a forma de dosagem convectiva. A retenção da forma de dosagem oral no trato gastrointestinal superior (TGI) provoca um tempo de contacto prolongado do fármaco com a mucosa gastrointestinal, conduzindo a uma maior biodisponibilidade. Os fármacos com meias-vidas mais curtas, os fármacos que são eliminados rapidamente e os fármacos que são absorvidos de forma incompleta pelo intestino delgado são os candidatos adequados para serem formulados em sistemas gastro-retentores.

1.2 Classificação das formas de dosagem de libertação prolongada[8]

A libertação sustentada de fármacos tem sido tentada através das seguintes classes de sistemas de libertação sustentada de fármacos.

1. Libertação sustentada por dissolução

a. Controlo da dissolução por encapsulamento

b. Controlo da dissolução da matriz

2. Libertação sustentada por difusão

a. Dispositivos de reservatório

b. Dispositivos matriciais
3. Métodos que utilizam permuta iónica

4. Métodos que utilizam a pressão osmótica

5. Formulações independentes do pH

6. Formulações de densidade alterada

7. Sistemas gastro-retentivos de administração de medicamentos (GRDDS)

1.3 Sistemas de administração de medicamentos gastro-retentivos[15]

A administração de fármacos gastroretentivos é uma abordagem que visa prolongar o tempo de residência gástrica, orientando assim a libertação de fármacos em locais específicos no TGI superior para efeitos locais ou sistémicos. As formas de dosagem gastroretentivas podem permanecer na região gástrica durante longos períodos e, por conseguinte, prolongar significativamente o tempo de retenção gástrica (TRG) dos fármacos. As FDDS têm uma densidade aparente inferior à dos fluidos gástricos, pelo que permanecem flutuantes no estômago sem afetar a taxa de esvaziamento gástrico durante um período de tempo mais longo. Enquanto o sistema flutua no conteúdo gástrico, o fármaco é libertado lentamente à taxa desejada. Após a libertação do fármaco, o sistema é eliminado do estômago. Isto resulta num aumento do GRT. As formas de dosagem de libertação sustentada flutuantes apresentam a maioria das características das matrizes hidrofílicas e são conhecidas como "sistemas hidrodinamicamente equilibrados" (HBS), uma vez que são capazes de manter a sua baixa densidade, enquanto o polímero hidrata e cria uma barreira semelhante a um gel na superfície exterior. O fármaco é libertado lentamente da matriz inchada, como no caso das matrizes hidrofílicas convencionais. Espera-se que estas formas permaneçam flutuantes (3-4 horas) no conteúdo gástrico sem afetar a taxa de esvaziamento porque a sua densidade aparente é inferior à do conteúdo gástrico. Muitos estudos afirmaram que a flutuabilidade da forma de dosagem ajudará a permanecer no estômago durante mais tempo, prolongando o TAB das formas de dosagem e melhorando a biodisponibilidade dos fármacos. Os resultados obtidos também demonstraram que a presença de conteúdo gástrico é necessária para permitir o efeito de retenção da flutuabilidade. Entre os diferentes hidrocolóides recomendados para formulações de formas flutuantes, os polímeros de éter de celulose são os mais populares, especialmente a hidroxipropilmetilcelulose (HPMC). Podem ser adicionados à formulação materiais gordos com uma densidade aparente inferior a um para diminuir a taxa de ingestão de água e aumentar a flutuabilidade.

1.3.1 Vantagens da administração flutuante de medicamentos[16, 20]

1. Biodisponibilidade melhorada

2. Biotransformação de primeira passagem melhorada

3. Administração de medicamentos em locais específicos

4. Administração sustentada do medicamento / frequência de dosagem reduzida

5. Redução das flutuações da concentração do medicamento

1.3.2 Desvantagens da administração flutuante de medicamentos[16, 20]

1. Estes sistemas requerem um elevado nível de fluido no estômago para que a administração do

medicamento flutue.

2. Os medicamentos que são irritantes para a mucosa gástrica também não são adequados

3. Os medicamentos que são instáveis em meio ácido não são candidatos adequados.

4. Não é adequado para medicamentos com problemas de solubilidade ou estabilidade no estômago.

1.4 Quatro fases da motilidade gástrica[16, 17, 21]

1. A fase I dura 40 a 60 minutos, com raras contracções

2. A fase II (fase de pré-explosão) dura 40 a 60 minutos, com acções e contracções intermitentes

3. A fase III (fase de rebentamento) dura 4 a 6 minutos. Inclui contracções intensas e regulares

durante um curto período. Nesta fase, o material não digerido é arrastado do estômago para o intestino

delgado. Esta fase também é conhecida como onda da governanta.

4. A fase IV tem uma duração de 0 a 5 minutos e ocorre entre os ciclos da fase III e da fase I.

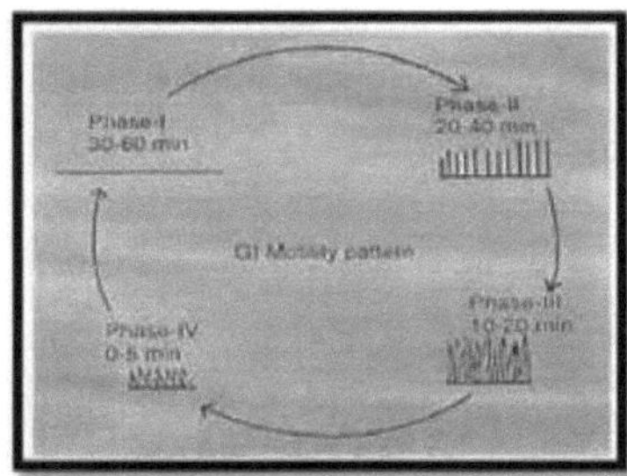

Figura 1.1: Quatro fases do padrão de motilidade gástrica

1.5 Potenciais candidatos a fármacos para sistemas de administração de fármacos gastro-retentivos[16]

1. Medicamentos com atividade local no estômago, por exemplo, misroprostol, antiácidos, etc.

2. Medicamentos com uma janela de absorção estreita no trato gastrointestinal (GIT), por exemplo, L-DOPA, ácido para-amino-benzoico, furosemida, riboflavina, etc.

3. Medicamentos instáveis no ambiente intestinal ou cólico, por exemplo, Captopril, Ranitidina HCl, Metronidazol.

4. Medicamentos que perturbam os micróbios normais do cólon, por exemplo, antibióticos contra a Helicobacter pylori.

5. Fármacos que apresentam baixa solubilidade em valores de pH elevados, por exemplo, Diazepam, Clordiazepóxido, Verapamil HCl

1.6 Medicamentos que não são adequados para sistemas de administração de medicamentos gastroretentivos[16]

1. Medicamentos que têm uma solubilidade ácida muito limitada, por exemplo, fenitoína, etc.

2. Medicamentos que sofrem instabilidade no ambiente gástrico, por exemplo, eritromicina, etc.

3. Medicamentos destinados a uma libertação selectiva no cólon, por exemplo, ácido 5 - amino-salicílico e corticosteróides, etc.

1.7 Factores que afectam o tempo de permanência gástrica da FDDS[16, 17]

Densidade dos comprimidos: O tempo de retenção gástrica (TRG) depende da dosagem para a flutuabilidade, que depende ainda da densidade. A densidade da forma de dosagem utilizada para FDDS deve ser inferior ao conteúdo gástrico $(1,004 gm/cm)^3$

Tamanho e forma: As unidades de forma de dosagem com um diâmetro superior a 7,5 mm são mais adequadas do que as que têm um diâmetro de 9,9 mm, uma vez que têm uma TAB maior

Forma da forma de dosagem: Os dispositivos em forma de tetraedro e em forma de anel são referidos como tendo TAB em comparação com outras formas

Viscosidade do polímero: A viscosidade do polímero e a sua interação afectam grandemente a libertação do fármaco e as propriedades de flutuação do FDDS. Os polímeros de baixa viscosidade (por exemplo, HPMC K100 (LV)) foram considerados candidatos mais adequados para FDDS do que os polímeros de alta viscosidade (por exemplo, HPMC K4M) porque melhoram as propriedades de flutuação. Além disso, com um aumento da viscosidade do polímero, observou-se uma diminuição da taxa de libertação.

Estado alimentado ou não alimentado: Em condições de jejum, espera-se que o TRG da unidade seja muito curto devido aos períodos de forte atividade motora ou aos complexos mioeléctricos migratórios (CMM) que ocorrem a cada 1,5 a 2 horas. O MMC transporta o material não digerido do estômago e, se o momento da administração da formulação coincidir com o do MMC, é óbvio que se espera que o TRG da forma de dosagem seja muito curto. Mas, no estado alimentado, a TRG é consideravelmente mais longa porque a MMC é atrasada.

Natureza da refeição: Uma refeição rica em proteínas e gorduras, o GRT pode ser aumentado em 4 a 10 horas.

Frequência da alimentação: Quando são dadas refeições sucessivas, o GRT pode aumentar em mais de 40 minutos em comparação com uma única refeição, devido à baixa frequência de MMC.

Género: O GRT médio de um homem nas refeições (3,4±0,4 horas) é inferior ao de uma mulher da mesma idade e raça (4,6±1,2 horas), (independentemente da altura, peso e superfície corporal)

Idade: Os doentes geriátricos têm um TRG significativamente mais longo do que as crianças.

Postura: O GRT pode variar entre a posição supina e a posição vertical do doente.

Estado de doença: O GRT é alterado durante o estado de doença.

1.8 Diferentes abordagens para a conceção do FDDS[16, 21]
Nas últimas décadas, foram concebidas e desenvolvidas várias abordagens GRDDS, nomeadamente

- ❖ Sistemas de alta densidade

- ❖ Sistema mucoadesivo ou bioadesivo

- ❖ Sistemas expansíveis e dilatáveis

- ❖ Hidrogel super poroso

❖   Sistemas magnéticos

❖   Resinas de permuta iónica

❖   Sistemas de formação de jangadas

❖   Sistemas flutuantes

1.   Sistemas efervescentes

S Sistemas que contêm líquidos voláteis

S Sistemas de produção de gás

2.   Sistemas não efervescentes
J Sistemas hidrodinâmicos equilibrados
Sistemas de componentes microporosos
Pérolas de alginato
Esferas de alvorada

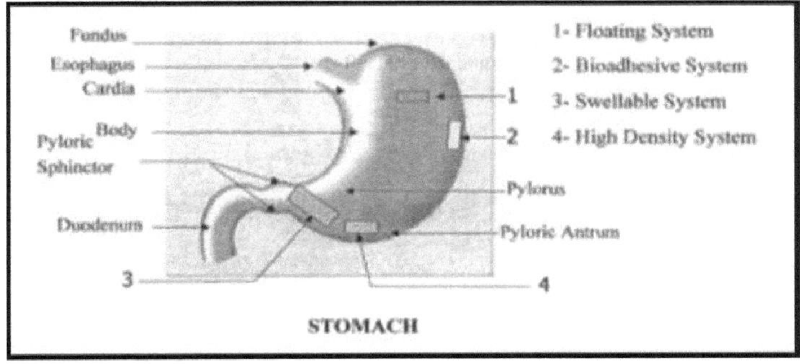

Figura 1.2: Diferentes sistemas de flutuação
❖   **Sistemas de alta densidade**

Estes sistemas têm uma densidade superior à do fluido gástrico (1,004 g/cm^3). Estes sistemas são retidos nas rugas do estômago e são capazes de suportar movimentos peristálticos. Acima de uma densidade limite de 2,4-2,8 g/cm3, estes sistemas podem ser retidos na parte inferior do estômago. O único grande inconveniente destes sistemas é o facto de ser tecnicamente difícil fabricá-los com uma grande quantidade de fármaco (>50%) e atingir a densidade necessária de 2,4-2,8 g/cm^3 . Estes sistemas podem ser fabricados revestindo o fármaco com um material inerte pesado, como o sulfato de bário (densidade = 4,9 g/cm^3), óxido de zinco, dióxido de titânio e pó de ferro.

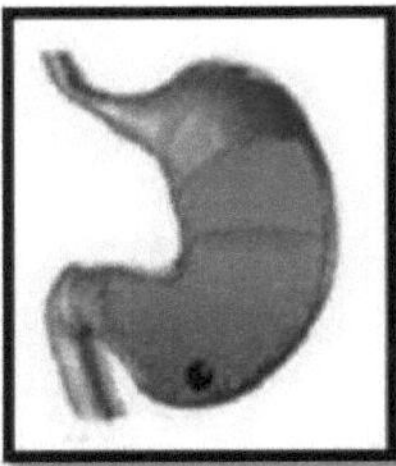

Figura 1.3: Sistemas de alta densidade

❖ **Sistemas bio/mucoadesivos**

Os sistemas de administração de fármacos bio/mucoadesivos são concebidos para localizar a administração do fármaco no lúmen, a fim de aumentar a absorção e o tempo de retenção gástrica. Uma substância bio/mucoadesiva é um polímero natural ou sintético capaz de aderir a uma membrana biológica (polímero bioadesivo) ou ao revestimento mucoso do TGI (polímero mucoadesivo). Alguns polímeros mucoadesivos ou bioadesivos utilizados são o Policarbofila, o Carbopol, as Pectinas, a Quitosona, a HPMC e a CMC. A aderência do sistema de administração à parede gástrica aumenta o tempo de permanência num determinado local, melhorando assim a biodisponibilidade. Estes polímeros devem ser não tóxicos e não absorvíveis, formar ligações não covalentes com as superfícies mucino-epiteliais, ter uma rápida aderência a superfícies húmidas, incorporar facilmente o fármaco e não impedir a sua libertação.

❖ **Sistemas expansíveis e de dilatação**

Após a ingestão, estas formas de dosagem incham até um tamanho que impede a sua passagem através do piloro. Como resultado, a forma de dosagem fica retida no estômago durante um longo período de tempo. Estes sistemas são por vezes referidos como sistemas de tipo tampão, porque tendem a permanecer alojados no esfíncter pilórico. Estas matrizes poliméricas permanecem na cavidade gástrica durante várias horas, mesmo no estado de alimentação. A libertação sustentada e controlada do fármaco pode ser conseguida seleccionando um polímero com o peso molecular e as propriedades de dilatação adequados. Ao entrar em contacto com o fluido gástrico, o polímero absorve água e incha. A dilatação extensiva destes polímeros resulta da presença de ligações cruzadas físico-químicas na rede hidrofílica do polímero. Estas ligações cruzadas

impedem a dissolução do polímero, mantendo assim a integridade física da forma de dosagem. O

equilíbrio entre a extensão e a duração do inchaço é mantido pelo grau de ligação cruzada entre as

cadeias poliméricas. Um elevado grau de ligação cruzada retarda a capacidade de inchaço do sistema

e mantém a sua integridade física durante um período prolongado. Por outro lado, um baixo grau de

ligação cruzada resulta num inchaço extenso seguido da rápida dissolução do polímero. É necessária

uma quantidade óptima de ligações cruzadas para manter um equilíbrio entre o inchaço e a dissolução.

O sistema inchado acaba por perder a sua integridade devido a uma perda de resistência mecânica

causada por abrasão ou erosão ou rebenta em pequenos fragmentos quando a membrana se rompe

devido à expansão contínua. Estes sistemas também podem sofrer erosão na presença de sucos

gástricos, de modo que, após um período de tempo pré-determinado, o dispositivo já não consegue

atingir ou manter a configuração expandida.

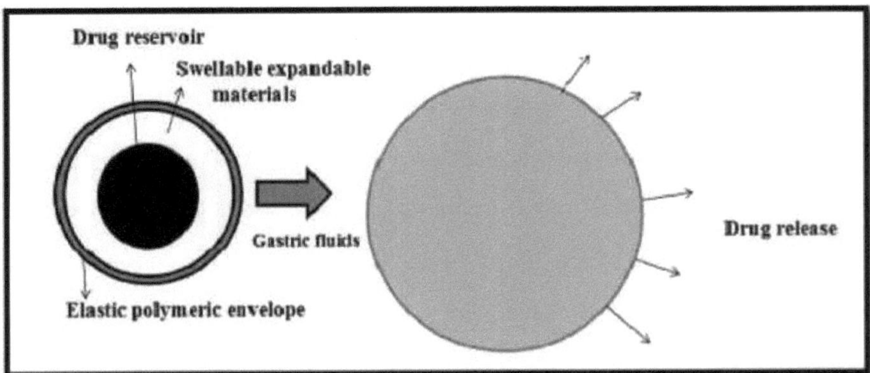

Figura 1.4: Sistemas expansíveis

❖ **Hidrogéis superporosos**

Trata-se de sistemas expansíveis. Têm um tamanho médio de poro >100 micro metros. A absorção

de água é muito rápida através da humidificação capilar, pelo que ocorre a dilatação do sistema.

Possuem uma resistência mecânica adequada para suportar a pressão das contracções gástricas.

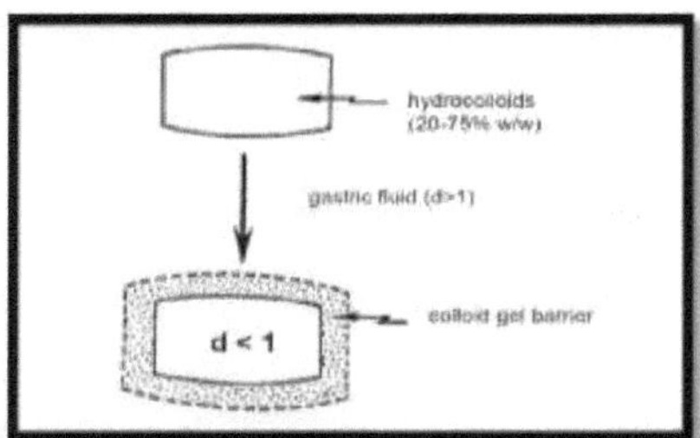

Figura 1.5: Sistema de hidrogel superporoso

❖ **Sistemas magnéticos**

Esta abordagem para aumentar o tempo de retenção gástrica (TRG) baseia-se no princípio simples de que a forma de dosagem contém um pequeno íman interno e um íman colocado no abdómen sobre a posição do estômago. Embora o sistema magnético pareça funcionar, o íman externo tem de ser posicionado com um grau de precisão que pode comprometer a adesão do doente.

❖ **Resinas de permuta iónica**

As resinas de permuta iónica são carregadas com bicarbonato e um fármaco com carga negativa é ligado à resina. Os grânulos resultantes são então encapsulados numa membrana semipermeável para superar a rápida perda de dióxido de carbono. Ao chegar ao ambiente ácido do estômago, ocorre uma troca de iões cloreto e bicarbonato. Como resultado desta reação, o CO_2 é libertado e retido na membrana, transportando assim os grânulos para o topo do conteúdo gástrico e produzindo uma camada flutuante de grânulos de resina - em contraste com os grânulos não revestidos, que se afundam rapidamente.

❖ **Sistema de formação de jangadas**

Os sistemas de formação de jangadas prometem ser a abordagem potencial para os sistemas de administração de medicamentos com retenção gástrica. Os sistemas de formação de jangadas têm recebido atenção para a administração de antiácidos. Estes sistemas são utilizados principalmente para distúrbios gastro intestinais e infecções. O sistema contém um agente formador de gel, bicarbonato de sódio e neutralizador de ácido, que forma um gel espumoso de alginato de sódio (jangada) quando entra em contacto com o fluido gástrico. O mecanismo envolvido neste sistema inclui a formação de um gel coesivo viscoso quando o sistema entra em contacto com o fluido gástrico, em que cada porção do líquido incha, formando uma camada contínua designada por jangada. Esta jangada flutua sobre o conteúdo gástrico, devido à baixa densidade criada pela formação de CO_2. As formulações também contêm normalmente antiácidos, como hidróxido de alumínio ou carbonato de cálcio, para reduzir a acidez gástrica. Uma vez que os sistemas de formação de jangadas produzem uma camada sobre os fluidos gástricos, são frequentemente utilizados para o tratamento do refluxo gastroesofágico.

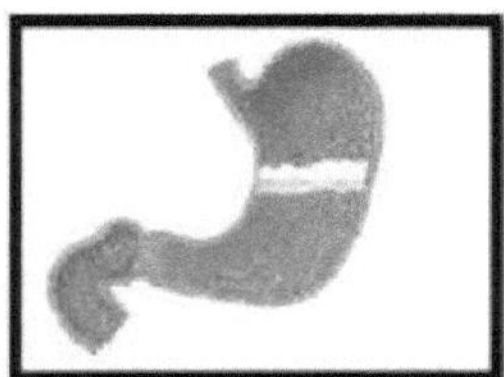

Figura 1.6: Sistema de jangada

❖ **Sistemas flutuantes**

1. **Sistemas efervescentes**

S **Sistemas que contêm líquidos voláteis**

O GRT de um sistema de administração de medicamentos pode ser mantido através da incorporação de uma câmara insuflável, que contém um líquido, por exemplo, éter, ciclopentano, que gaseifica à temperatura do corpo para provocar a insuflação da câmara no estômago. O dispositivo também pode ser constituído por um tampão bioerodível feito de PVA, polietileno, etc., que se dissolve gradualmente, fazendo com que a câmara insuflável liberte gás e colapse após um período de tempo predeterminado para permitir a ejeção espontânea dos sistemas insufláveis do estômago

J **Sistema de produção de gás**

Estes sistemas são preparados com polímeros expansíveis, tais como metilcelulose, quitosona, HPMC, HPC e compostos efervescentes. São utilizados agentes efervescentes como o bicarbonato de sódio, o ácido tartárico, o carbonato de cálcio e o ácido cítrico. Quando o sistema entra em contacto com o conteúdo gástrico, o CO_2 é libertado e fica preso no polímero inchado, o que confere flutuabilidade ao sistema. A relação estequiométrica óptima entre o ácido cítrico e o bicarbonato de sódio para a produção de gás é de 0,76: 1. Estas abordagens foram utilizadas para sistemas de uma ou várias unidades.

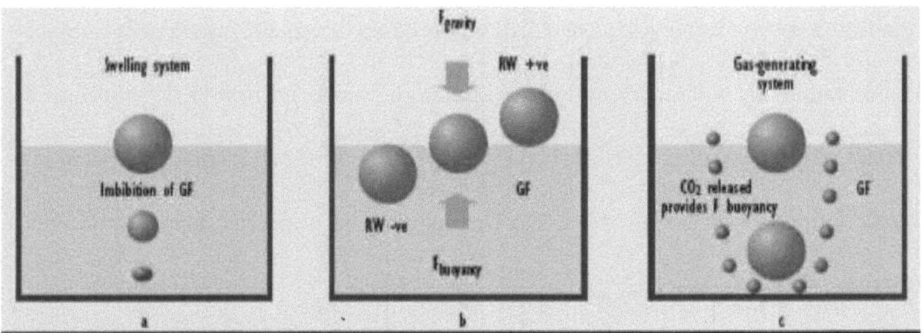

Figura 1.7: Mecanismo de flutuação

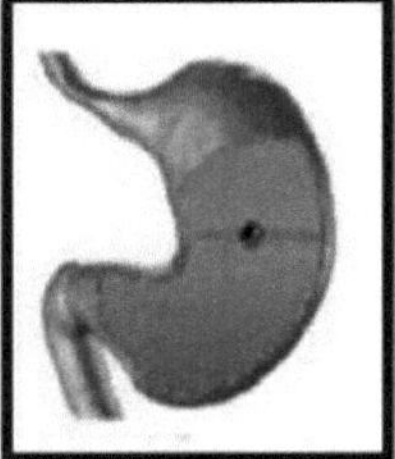

Figura 1.8: Sistema flutuante

2. Sistemas não efervescentes

Os sistemas não efervescentes incorporam um nível elevado (20-75 % p/p) de um ou mais hidrocolóides celulósicos gelificantes e altamente expansíveis (por exemplo, HEC, HPC, HPMC e carboximetilcelulose de sódio (Na CMC)), polissacáridos ou polímeros formadores de matrizes (por exemplo, policarbofila, poliacrilatos e poliestireno) em comprimidos ou cápsulas. Ao entrarem em contacto com o fluido gástrico, estas formas de dosagem incham e atingem uma densidade aparente inferior à do fluido gástrico. O ar aprisionado na matriz inchada ajuda a dar flutuabilidade à forma de dosagem. Os hidrocolóides do tipo celulose, os polissacáridos e os polímeros formadores de matrizes, como o policarbonato, o poliacrilato, o polimetacrilato e o poliestireno, formadores de gel ou altamente expansíveis, são excipientes habitualmente utilizados em FDDS não efervescentes.

S Sistemas hidrodinamicamente equilibrados (HBS)

Estes sistemas podem ser formulados sob a forma de cápsulas ou comprimidos. Estes sistemas são concebidos para prolongar o TAB. Nestes sistemas, são utilizados um ou mais polímeros hidrofílicos formadores de gel. HPMC, hidroxietilcelulose (HEC), (HPC), Na CMC, ágar e ácido algínico são geralmente utilizados neste tipo de formulações. O polímero e o fármaco são misturados e administrados numa cápsula de gelatina. Quando as cápsulas entram em contacto com o fluido gástrico, ocorre a hidratação e o inchaço da superfície. A superfície de gel que se forma à volta da forma de dosagem controla a taxa de penetração do fluido. A barreira de gel actua como reservatório para a libertação sustentada do fármaco. O ar aprisionado pelo polímero inchado diminui a densidade > 1, o que ajuda o sistema a manter-se flutuante no estômago durante mais tempo. Podem ser formuladas formulações unitárias. A principal limitação deste sistema é o facto de a aderência ou obstrução no TGI poder levar a potenciais perigos de irritação.

S Sistema de compartimentos microporosos

Esta tecnologia baseia-se no encapsulamento do reservatório do fármaco num compartimento microporoso com abertura ao longo das paredes superior e inferior. As paredes periféricas do compartimento do reservatório do fármaco são completamente seladas para evitar qualquer contacto direto da superfície da mucosa gástrica com o fármaco não dissolvido. No estômago, a câmara de flutuação que contém ar aprisionado faz com que o sistema de administração flutue sobre o conteúdo gástrico. O fluido gástrico entra através das aberturas, dissolve o fármaco e transporta o fármaco dissolvido para um transporte contínuo através do intestino para absorção.

J Pérolas de alginato

Foram desenvolvidas formas de dosagem flutuantes de unidades múltiplas a partir de alginato de cálcio liofilizado. Os grânulos esféricos de aproximadamente 2,5 mm de diâmetro podem ser preparados deixando cair uma solução de alginato de sódio em soluções aquosas de cloreto de cálcio, causando a precipitação do alginato de cálcio. As esferas são então separadas e congeladas em azoto líquido e liofilizadas a - 40°C durante 24 horas, levando à formação de um sistema poroso, que pode manter uma força de flutuação durante 12 horas.

J Microesferas ocas

Foram preparadas microesferas ocas (microbolões), carregadas com ibuprofeno nos seus invólucros poliméricos exteriores, através de um novo método de difusão emulsão-solvente. A solução de etanol: diclorometano do fármaco e dos polímeros acrílicos entéricos foi vertida numa solução aquosa agitada de PVA que foi controlada termicamente a 40°C. A fase gasosa gerada na gotícula de polímero disperso por evaporação do diclorometano formou-se na cavidade interna das microesferas do polímero com

medicamento. Os microbolões flutuaram continuamente sobre a superfície de meios de dissolução ácidos contendo tensioativo durante mais de 12 horas *in-vitro*.

1.9 Abordagens para a conceção de formas de dosagem flutuantes simples/múltiplas[16]

São duas as abordagens básicas utilizadas na conceção de formas de dosagem flutuantes:

A.   Sistemas de dosagem flutuantes de unidade única

Os polímeros a utilizar nesta abordagem para preparar os invólucros globulares têm de ter uma densidade inferior à do fluido gástrico, de modo a poderem ser utilizados como transportadores de fármacos para libertação controlada. Nas conchas revestidas, utilizaram-se pipocas, arroz-pipoca e poliestireno como transportadores de fármacos. Para efeitos de sub-revestimento, podem ser utilizados materiais poliméricos de açúcar, como o polímero de metacrilato e o ftalato de acetato de celulose. Estes são ainda revestidos com uma mistura de polímero de fármaco que pode ser etilcelulose (CE) ou hidroxicelulose, dependendo do tipo de libertação desejada. Por fim, verificou-se que o produto flutuava no fluido gástrico, libertando o fármaco gradualmente durante um período prolongado. As formas de dosagem do tipo câmara flutuante cheia de fluido incluem a incorporação de uma câmara de flutuação cheia de gás num componente microporoso que aloja um reservatório de fármaco. Existem aberturas ao longo das paredes superior e inferior através das quais o fluido do trato gastrointestinal entra para dissolver o medicamento. As outras duas paredes em contacto com o fluido são seladas de modo a que o fármaco não dissolvido permaneça no seu interior. Os HBS são concebidos para prolongar a permanência da forma de dosagem no trato gastrointestinal e ajudar a melhorar a absorção. Estes sistemas são mais adequados para fármacos com uma melhor solubilidade em meio ácido e também para os fármacos com um local específico de absorção na parte superior do intestino delgado.

Para permanecer no estômago durante um período de tempo prolongado, a forma de dosagem deve ter uma densidade aparente inferior a 1. Deve permanecer no estômago, manter a sua integridade estrutural e libertar constantemente o medicamento da forma de dosagem. Vários tipos de comprimidos (bicamada e matriz) demonstraram ter características de flutuação. Alguns dos polímeros utilizados são HPC, HPMC, crospovidona, Na CMC e EC. Há um pequeno problema com as formulações unitárias que se colam ou são obstruídas no trato gastrointestinal, o que pode ter um potencial perigo de produzir irritação. Devido ao esvaziamento gástrico imprevisível associado ao padrão de motilidade da MMC, os sistemas multiparticulados são mais vantajosos do que os sistemas de unidade única, uma vez que os últimos apresentam um padrão de esvaziamento "tudo ou nada" do estômago. Afirma-se que as formas de dosagem de unidades múltiplas reduzem a variabilidade intersujeito na absorção e diminuem a probabilidade de dumping de dose.

B.   Sistemas de dosagem flutuante de unidades múltiplas

O principal objetivo subjacente à conceção de formas de dosagem de unidades múltiplas é desenvolver uma formulação fiável que tenha todas as vantagens de uma forma de unidade única e que também seja desprovida de qualquer das desvantagens acima mencionadas das formulações de unidade única. Neste sentido, foram concebidas muitas formas de dosagem flutuantes de unidades múltiplas. As microesferas têm uma elevada capacidade de carga e foram utilizados muitos polímeros, como a albumina, a gelatina, o amido, o polimetacrilato, a poliacrilamina e o polialquilcianoacrilato. Foram preparadas microesponjas poliméricas esféricas, também designadas por "microbolões". As microesferas têm uma estrutura oca interna caraterística e apresentam uma excelente capacidade de flutuação in vitro. Nas formulações orais de unidades múltiplas geradoras de dióxido de carbono, vários dispositivos com características que se estendem, desdobram ou são insuflados pelo dióxido de carbono arejado nos dispositivos após a administração. Estas formas de dosagem são excluídas da passagem do esfíncter pilórico se for excedido um diâmetro de ~12 a 18 mm no seu estado expandido.

QUADRO 1.1: Lista de medicamentos formulados como formas unitárias e múltiplas de FDDS

Formulação	Drogas
Comprimidos	Maleato de clorofeniramina, Teofilina, Furosemida, Ciprofloxacina, Captopril, Ácido acetilsalicílico, Nimodipina, Amoxicilina tri-hidratada, Verapamil HCl, Di-nitrato de isossorbida, Sotalol, Diltiazem, Prednisolona, Piretanida
Cápsulas	Diazepam, Misoprostal, Furosemida, Propranol, ácido urodeoxicólico, benserazida, L-Dopa
Microesferas	Griseofulvina, p-nitro anilina, cetoprofeno, ibuprofeno, terfenadina, aspirina, Tranilast
Grânulos flutuantes	Diclofenac sódico, Indometacina e Prednisolona
Filmes	Cinnarizina

1.10 Excipientes utilizados na formulação de FDDS[17]

Os seguintes tipos de ingredientes podem ser incorporados na forma de dosagem de HBS

> Hidrocolóides
> Matérias gordas inertes
> Agentes efervescentes
> Aceleradores da taxa de libertação
> Retardadores de taxa de libertação
> Agentes de aumento da flutuabilidade
> Material de baixa densidade
> Diversos

> Hidrocolóides

Os hidrocolóides adequados são os sintéticos, as gomas hidrofílicas aniónicas ou não iónicas, os derivados modificados da celulose, por exemplo, a acácia, a pectina, o ágar, os alginatos, a gelatina, a caseína, a bentonite, o veegum, o HPMC, o HPC, o HEC e o Na CMC.

> Matérias gordas inertes (5 - 75%)

Podem ser adicionados à formulação materiais gordos comestíveis, farmacêuticos e inertes, com uma gravidade específica inferior a um, para diminuir a propriedade hidrofílica da formulação e, consequentemente, aumentar a flutuabilidade. Por exemplo, podem ser utilizados graus purificados de cera de abelha, ácidos gordos, álcoois de cadeia longa, Gelucires 39/01, Gelucires 43/01 e óleos minerais.

> **Agentes efervescentes**

São utilizados o bicarbonato de sódio, o ácido cítrico, o ácido tartárico, o carbonato de di-sódio de glicina e a citroglicina (CG).

> **Aceleradores da taxa de libertação (5 - 60%)**

A taxa de libertação da forma de dosagem pode ser modificada pela adição de excipientes como a lactose e/ou o manitol.

> **Retardadores de taxa de libertação**

As substâncias insolúveis, como o fosfato dicálcico, o talco e o estearato de magnésio, diminuem a solubilidade e, por conseguinte, retardam a libertação da forma de dosagem.

> **Agentes de aumento da flutuabilidade**
Materiais como a etilcelulose, que tem uma densidade aparente inferior a um, podem ser utilizados para aumentar a flutuabilidade da formulação. Pode ser adaptado até 80 % em peso.

> **Material de baixa densidade**

O pó de espuma de polipropileno (Accurel MP 1000) pode ser utilizado na formulação para conferir baixa densidade ao sistema.

> **Diversos**

Os adjuvantes farmaceuticamente aceitáveis, como conservantes, estabilizadores e lubrificantes, podem ser incorporados nas formas de dosagem de acordo com os requisitos.

1.11 Métodos de fabrico[1, 23]
O fabrico de grânulos para compressão de comprimidos pode ser efectuado por diferentes métodos:

- Granulação húmida

- Granulação a seco

- Compressão direta e

- Granulação por fusão

1.11.1 Métodos de granulação

O método de granulação tem sido amplamente utilizado na indústria farmacêutica para a preparação de material para comprimidos. A granulação é o processo de juntar partículas através da criação de ligações entre elas. As ligações são formadas por compressão ou utilizando um agente de ligação. O processo de granulação combina um ou mais pós e forma um grânulo que permitirá que o processo de formação de comprimidos seja previsível e produza comprimidos de qualidade dentro da gama de prensagem de comprimidos necessária. A granulação do pó ou da mistura é feita para melhorar o fluxo, a uniformidade do conteúdo, uma melhor compressibilidade, melhorar a densidade e ajudar a dosagem farmacêutica dos activos e muitas outras razões e, por vezes, múltiplas razões para a granulação, tais como

a.   Melhorar as propriedades de fluxo da mistura e, consequentemente, a uniformidade da dose.

b.   Aumento da densidade aparente de um produto.

c.   Facilitar a dosagem ou a distribuição volumétrica.

d.   Controlo da taxa de libertação do fármaco.

e.   Diminuir a produção de poeiras e reduzir a exposição dos trabalhadores ao produto farmacêutico.

f.   Melhorar a aparência do produto

Granulação húmida

A granulação húmida é o processo de granulação mais utilizado na indústria farmacêutica. A granulação húmida refere-se a um processo que envolve a granulação do pó com líquido (aquoso, não aquoso, fundido a quente, etc.) para obter as propriedades desejadas para processos subsequentes. O processo envolve a mistura húmida da mistura de pó com um líquido de granulação, ou seja, a adição de uma solução líquida (com ou sem aglutinante) aos pós, para formar uma massa húmida ou formar grânulos adicionando o pó juntamente com um adesivo, em vez de compactação. A massa húmida é seca e depois dimensionada para obter grânulos. O líquido adicionado liga as partículas de pó húmido através de uma combinação de forças capilares e viscosas no estado húmido. Ligações mais permanentes são formadas durante a secagem subsequente, o que leva à formação de aglomerados.

Objetivo da granulação húmida:

a.	Densificação

b.	Melhorar a fluidez

c.	Melhorar a compressibilidade

d.	Melhorar a uniformidade

e.	Melhorar a molhabilidade

f.	Mais fácil de dispersar ou transferir

Embora o processo seja mais amplamente utilizado na indústria farmacêutica, o processo convencional de granulação húmida tem os seguintes méritos e limitações:

Vantagens

1.	Melhora as propriedades de fluxo e as características de compressão e aumenta a densidade dos grânulos.

2.	Melhor distribuição dos fármacos coloridos e solúveis se adicionados à solução aglutinante.

3.	Reduz os riscos de poeira.

4.	Evita a segregação de pós.

5.	Tornar as superfícies hidrofóbicas mais hidrofílicas.

Desvantagens

1.	Trata-se de um processo dispendioso devido às necessidades de mão de obra, tempo, equipamento, energia e espaço.

2.	Perda de material durante as várias fases de processamento

3.	A estabilidade pode ser uma preocupação importante para os medicamentos sensíveis à humidade ou termo-lábeis.

4.   As múltiplas etapas de processamento aumentam a complexidade e dificultam a validação e o controlo.

5.   Qualquer incompatibilidade entre os componentes da formulação é agravada durante o processamento.

Granulação a seco

O processo de granulação a seco é utilizado para formar grânulos sem utilizar uma solução líquida, uma vez que o produto a granular pode ser sensível à humidade e ao calor. A formação de grânulos sem humidade requer a compactação e densificação dos pós, pelo que, nos métodos de granulação por via seca, as partículas de pó são agregadas sob alta pressão. Existem dois processos principais. Ou se produz uma pastilha grande (conhecida como slug) numa prensa de compressão pesada (um processo conhecido como slugging) ou o pó é espremido entre dois rolos para produzir uma folha de material ("compactação por rolo"). Em ambos os casos, estes produtos intermédios são quebrados utilizando uma técnica de moagem adequada para produzir material granular, que é normalmente peneirado para separar a fração de tamanho desejado. O material fino não utilizado pode ser retrabalhado para evitar desperdícios.

Vantagens

1.   Económico, uma vez que os tempos de processamento são frequentemente reduzidos e os requisitos de equipamento são racionalizados, reduzindo assim os custos.

2.   Podem ser fabricados medicamentos termo-lábeis e sensíveis à humidade.

Desvantagens

1.   A granulação a seco produz frequentemente percentagens mais elevadas de produtos finos ou não compactados, o que pode comprometer a qualidade dos comprimidos ou causar problemas de rendimento se o produto não for compactado corretamente.

Compressão direta

Entre as técnicas utilizadas para preparar comprimidos, a compressão direta é a tecnologia mais avançada. A compressão direta é o processo pelo qual os comprimidos são comprimidos diretamente a partir de uma mistura de pó de API e excipientes adequados. Não é necessário qualquer pré-tratamento da mistura de pó por procedimento de granulação húmida ou seca. Recentemente, tem havido um ímpeto crescente para desenvolver formulações de compressão direta, e a gama de excipientes, especialmente diluentes, concebidos para este papel específico expandiu-se dramaticamente. A compressão direta tem sido possível com o advento de veículos diretamente compressíveis, excipientes processados em Co que possuem tanto fluidez como compressibilidade.

Vantagens

1.   A compressão direta é mais eficiente e económica em comparação com outros processos, uma vez que há menos etapas, o que resulta numa redução do tempo de processamento, dos custos de mão de obra, do número de equipamentos necessários, da validação do processo e do consumo de energia.

2.   As formulações de compressão direta são provavelmente mais estáveis, apresentam menos efeitos de envelhecimento, uma vez que não há etapas de humedecimento e secagem, tornando-as assim o método mais adequado para IFAs termo-lábeis e sensíveis à humidade.

3.   Dissolução mais rápida no caso de comprimidos diretamente comprimidos após a desintegração, cada partícula primária do medicamento é libertada. No caso de comprimidos preparados por compressão de grânulos, as pequenas partículas de fármaco com uma área de superfície maior aderem umas às outras formando aglomerados maiores, diminuindo assim a área de superfície disponível para dissolução.

4.   Os materiais estão "em processo" durante um período de tempo mais curto, resultando em menos hipóteses de contaminação ou contaminação cruzada, e é mais fácil cumprir os requisitos do atual bom processo de fabrico.

Desvantagens

1.   A compressão direta pode levar à segregação devido à diferença de tamanho ou densidade das partículas do fármaco e dos excipientes e, do mesmo modo, o estado seco dos materiais durante a

mistura pode induzir cargas estáticas e levar à segregação, o que conduz a problemas de uniformidade do fármaco e de variação do peso.

2.	Os medicamentos de alta dosagem com elevado volume a granel, fraca compressibilidade e fraca fluidez não são adequados para compressão direta.

3.	A escolha dos excipientes para a compressão direta é extremamente crítica. Os diluentes e aglutinantes para compressão direta devem possuir uma boa fluidez e uma boa compressibilidade.

4.	Os excipientes diretamente compressíveis são produtos especiais produzidos por secagem por pulverização, secagem em leito fluidizado, co-cristalização, pelo que são relativamente mais caros do que os respectivos materiais.

Granulação por fusão[24,26]

A técnica de granulação por fusão tem mais vantagens quando comparada com outras técnicas. Esta técnica é mais amplamente utilizada no fabrico de comprimidos e pellets. A granulação por fusão é um processo pelo qual se obtêm grânulos através da adição de um aglutinante fundido ou de um aglutinante sólido que se funde durante o processo. Uma vez que a granulação é conseguida através da adição de um ligante fundível que se encontra no estado sólido à temperatura ambiente, mas que de preferência funde no intervalo de temperatura de 50°C-80°C. Não é necessária qualquer adição adicional de aglutinante líquido ou água neste processo, uma vez que os aglutinantes no próprio estado fundido actuam como líquido de granulação e os grânulos secos são facilmente obtidos por simples arrefecimento à temperatura ambiente.

Esta técnica permite melhorar a dissolução de fármacos pouco solúveis em água, alcançar a estabilidade química de fármacos altamente solúveis em água e mascarar o sabor. Esta técnica é também utilizada para a libertação sustentada de fármacos. Esta técnica requer menos etapas de processamento e menos tempo quando comparada com outras técnicas.

Vantagens

- Não são utilizados aglutinantes líquidos/solventes orgânicos, pelo que não existe uma fase de secagem.

- Processo que consome menos tempo e menos energia quando comparado com o processo convencional de granulação húmida.

- Os medicamentos hidrofílicos e hidrofóbicos são candidatos adequados, mas devem ser termicamente estáveis.

- Controlo e modificação da libertação de fármacos.

- Boa estabilidade a diferentes níveis de pH e humidade.

- É possível obter uma dispersão uniforme de partículas finas

Desvantagens

- Os materiais termo-sensíveis não são candidatos adequados.

- Os ligantes com ponto de fusão na gama específica só podem ser utilizados no processo.

Aglutinantes fundíveis [23]

Relativamente às partículas sólidas finas, é utilizada uma quantidade de 10-30% w/w de ligante fundível. Um aglutinante fundível adequado para granulação por fusão tem um ponto de fusão no intervalo de 50-80°C.

Geralmente, os ligantes fundíveis hidrofílicos são utilizados para preparar formas de dosagem de libertação imediata, enquanto os ligantes fundíveis hidrofóbicos são utilizados para formulações de libertação sustentada. Os ligantes hidrofóbicos são considerados uma alternativa aos polímeros na conceção de sistemas de libertação sustentada de fármacos devido às suas vantagens, como a baixa viscosidade de fusão, a potencial biocompatibilidade e a biodegradabilidade.

Seguem-se as propriedades dos aglutinantes fundíveis:

I.   Os aglutinantes devem ser sólidos à temperatura ambiente e fundir entre 40 - 80°C

II.   Devem ser física e quimicamente estáveis.

Vários aglutinantes hidrofílicos e hidrofóbicos que são utilizados na preparação de formulações farmacêuticas são mencionados na tabela-1.2 e na tabela-1.3

QUADRO 1.2: Aglutinantes hidrofílicos fundíveis utilizados na técnica de granulação por fusão

Aglutinantes hidrofílicos fundíveis	Gama típica de fusão (°C)
Gelucire 50/13	44-50
Poloxamer188	50.9
Polietilenoglicóis:	
PEG 2000	42-53
PEG 3000	48-63
PEG 6000	49-63
PEG 8000	54-63

QUADRO 1.3: Aglutinantes hidrofóbicos fundíveis utilizados na técnica de granulação por fusão

Aglutinantes hidrofóbicos fundíveis	Intervalo de fusão típico (°C)
Cera de abelhas	61 - 65
Cera de carnaúba	80 - 86
Palmitato de cetilo	47 - 50
Monoestearato de glicerilo	55 - 60
Beenato de glicerilo	65 - 77
Óleo de rícino hidrogenado	83 - 88
Cera microcristalina	58 - 72
Cera de parafina	47 - 65
Ácido esteárico	69 - 70
Álcool esteárico	56 - 60

Revisão da literatura
2.1 Trabalhos anteriores realizados sobre comprimidos flutuantes não efervescentes

1. Patel P et al., 2008 desenvolveram um comprimido de libertação sustentada de Captopril de matriz flutuante não efervescente com o objetivo de prolongar o tempo de retenção gástrica e evitar a degradação intestinal. Os comprimidos foram preparados utilizando uma matriz hidrofílica como HPMC K15MCR e HPMC K100MCR isoladamente e em combinação pelo método de granulação húmida. O álcool isopropílico (IPA) ou soluções alcoólicas de PVP K-30 ou etilcelulose (EC) são utilizados como agentes molhantes. Os comprimidos preparados com HPMC K15MCR e HPMC K100MCR isoladamente e em combinação não conseguiram controlar o padrão de libertação do fármaco. A incorporação do polímero hidrofóbico EC no fluido de granulação mostrou um bom padrão de libertação do fármaco. A libertação in *vitro do* fármaco, a flutuabilidade *in vitro* e o comportamento de dilatação não foram afectados pela alteração do pH e da osmolaridade. A formulação manteve-se estável a 40°C/75% HR durante três meses. Concluiu-se que foi possível preparar com êxito comprimidos gastro-retentores flutuantes estáveis de libertação sustentada do fármaco, sem tempo de atraso de flutuação, com um tempo de flutuação superior a 24 horas e com o padrão de libertação do fármaco desejado.[31]

2. Garg R et al., 2009 estudaram comprimidos flutuantes (efervescentes e não efervescentes) de aciclovir como fármaco modelo para o prolongamento do tempo de residência gástrica. Os comprimidos efervescentes flutuantes foram formulados com vários materiais, como HPMC (K 4M, K 15M), casca de psílio, agentes de expansão como crospovidona e celulose microcristalina e agentes geradores de gás como bicarbonato de sódio e ácido cítrico, e avaliados quanto às propriedades de flutuação, características de expansão e estudos de libertação do fármaco in vitro. Os comprimidos flutuantes não efervescentes foram preparados com pó de espuma de polipropileno e diferentes polímeros formadores de matriz, como HPMC K 4M, Carbopol 934P, goma xantana e alginato de sódio. Foram efectuados estudos de libertação do fármaco *in vitro* e a cinética de libertação do fármaco, avaliada através do método de regressão linear, seguiu a equação de Higuchi e a equação de

Korsmeyer - Peppas. O mecanismo de libertação do fármaco foi do tipo fickiano na maioria das formulações.[32]

3. Garse H et al., 2010, desenvolveram comprimidos flutuantes gastroretentivos de libertação sustentada não efervescentes de cloridrato de labetalol preparados utilizando vários graus de HPMC e poloxâmero M127 como agente molhante. Os comprimidos foram avaliados quanto à libertação *in vitro* do fármaco, ao tempo de flutuação, ao tempo de retardamento da flutuação, aos estudos de inchaço, etc. Os comprimidos formulados com HPMC K4M CR e HPMC K15M CR juntamente com poloxâmero mostraram um tempo de flutuação insignificante com um tempo de flutuação total superior a 12 horas com libertação completa. A formulação foi optimizada utilizando o software StatEase Design Expert 7.1. O lote optimizado foi avaliado quanto ao efeito da alteração da osmolaridade e do pH na libertação do fármaco, no comportamento de flutuação e de inchaço.[33]

4. Negi JS et al., 2011 desenvolveram e avaliaram comprimidos de matriz flutuante não efervescente utilizando pó de sementes de Euryale ferox (EFSP). Foram preparados diferentes comprimidos de matriz utilizando HPMC K4M, ciprofloxacina HCl e EFSP pelo método de compressão direta. Os efeitos de várias variáveis de formulação foram investigados na libertação *in vitro do* fármaco e no comportamento de flutuação *in vitro* dos comprimidos de matriz. Com o aumento da proporção de EFSP nos comprimidos da matriz, observou-se uma melhoria na flutuabilidade. A libertação do fármaco dos comprimidos da matriz foi reduzida na presença de partículas de EFSP. A maioria das formulações ajustou-se melhor à cinética de libertação de Korsmeyer-Peppas e de ordem zero.[34]

5. Getyala A et al., 2013 prepararam e avaliaram a libertação de fármaco flutuante não efervescente (formas de dosagem de comprimidos) de losartan potássio utilizando polímeros como Chitoson e goma Karaya como agentes formadores de matriz. Accurel® MP 1000 foi usado como agente flutuante. Os comprimidos foram preparados por técnica de compressão direta. Os estudos FTIR e DSC confirmaram que não havia incompatibilidade entre o polímero e o fármaco. O comprimido mostrou um tempo de retardamento nulo e uma flutuabilidade contínua durante >12 h. O comprimido

mostrou uma boa libertação in vitro. A libertação do fármaco ocorreu através do inchaço e obedeceu ao mecanismo de gelificação. Estudos de raios X *in vivo*

A estabilidade acelerada demonstrou que os comprimidos continuaram a flutuar no TGI durante 12 h. A estabilidade acelerada demonstrou que os comprimidos se mantiveram estáveis durante mais de 6 meses. Assim, os autores concluíram que os comprimidos flutuantes não efervescentes preparados de Losartan potássico podem ser utilizados para o tratamento da hipertensão durante mais de 12 horas com a administração de uma dose única.[35]

2.2 Trabalhos anteriores efectuados sobre a técnica de granulação por fusão e diferentes excipientes

6. Shende M.A et al., 2009 conceberam comprimidos de matriz de cera para a libertação sustentada oral de cloridrato de Diltiazem e para investigar o comportamento de libertação sustentada dos comprimidos fabricados. As matrizes foram preparadas pela técnica de granulação por fusão utilizando cera de carnaúba como retardador de libertação. As análises FT-IR e DSC indicaram a estabilidade e a compatibilidade do fármaco com os excipientes. Os resultados dos estudos de dissolução concluíram que as formulações F3 e F7 (45% de cera de carnaúba e tempo de dispersão de 30 minutos) apresentaram um bom padrão de libertação do fármaco durante um período de tempo prolongado. A libertação do fármaco da formulação F3 foi sustentada até 16 horas. O efeito do material de enchimento e do tempo de dispersão no perfil de libertação do cloridrato de diltiazem também foi estudado. As matrizes de comprimidos contendo fosfato dicálcico permitiram uma melhor libertação do fármaco do que outros materiais de enchimento. Ao aumentar o tempo de dispersão da mistura fármaco/cera fundida, as matrizes resultantes revelaram-se mais eficazes para uma libertação prolongada do fármaco. Os dados de libertação do fármaco in vitro da formulação da matriz optimizada para o modelo de Higuchi (equação de Korsmeyer) indicaram que a difusão poderia ser o mecanismo de libertação do fármaco. O comprimido de matriz F3 não apresentou alterações no aspeto físico e no teor de fármaco após armazenamento a 400C/ 75% HR durante 9

meses.[36]

7. Arunachalam. A et al., 2010 trabalharam na conceção e avaliação de comprimidos flutuantes de hemi-hidrato de levofloxacina preparados pelo método de granulação por fusão utilizando HPMC K100M com diferentes quantidades de excipientes, para um sistema de libertação sustentada do fármaco. O sistema de libertação do fármaco em comprimidos de levofloxacina mostrou uma biodisponibilidade *in vitro* melhorada e uma libertação prolongada do fármaco que pode favorecer a redução da frequência da dose e a adesão do doente.[37]

8. Kannan C et al., 2010 trabalharam na Formulação e Avaliação de Comprimidos Flutuantes de Maleato de Rosiglitazona como um fármaco modelo para o prolongamento do tempo de residência gástrica. Os comprimidos efervescentes flutuantes foram formulados com vários materiais, como HPMC (K4, K15, K100) em concentrações variáveis, devido às suas propriedades de controlo da libertação de gel, o bicarbonato de sódio actua como agente efervescente e foi utilizado um material hidrofóbico fundível como a cera de abelha. Os comprimidos foram preparados pela técnica de granulação por fusão e os comprimidos preparados permaneceram flutuantes durante mais de 12 horas no meio libertado. A proporção variante dos polímeros HPMC K4, K15, K100 mostrou uma diferença significativa na taxa de libertação, flutuabilidade e atraso do comprimido.[38]

9. Swati Jagdale et al., 2010 prepararam comprimidos de matriz gordurosa de libertação sustentada de diclofenac sódico e teofilina utilizando a técnica de granulação por fusão. Os comprimidos foram preparados utilizando cera de carnaúba (CW) e ácido esteárico (SA) / cera emulsionante (EW) em proporções variáveis. O estudo de dissolução mostrou a libertação controlada do fármaco a partir dos comprimidos, dependendo da concentração de cera. O estudo de dissolução *in vitro* mostra que a formulação de diclofenac preparada utilizando a concentração mais elevada de cera de carnaúba apresenta uma atividade sustentada máxima, ao passo que, para os comprimidos de teofilina, a formulação que contém a concentração mais elevada de ácido esteárico apresenta uma atividade de libertação sustentada máxima.[39]

10. Basavaraj K Nanjwade et al., 2011, desenvolveram e caracterizaram um comprimido com matriz de libertação prolongada oral de cloridrato de metformina utilizando uma combinação de um veículo hidrofóbico e um polímero hidrofílico, e dois tipos de técnicas de formulação. Foram preparadas várias formulações de cloridrato de metformina contendo um transportador hidrofóbico (ácido esteárico) e um polímero hidrofílico (óxido de polietileno) utilizando um desenho fatorial de 32. Foram utilizados dois tipos de técnicas de formulação - granulação por fusão e compressão direta. Foram estudadas as influências do transportador, do polímero e do método de preparação na libertação de metformina das formulações *in vitro*, bem como outras propriedades físico-químicas. Os dados de libertação foram submetidos a vários modelos cinéticos de libertação e também comparados com os de uma marca comercial. Os resultados da otimização indicam que a taxa de libertação do cloridrato de metformina foi diretamente proporcional aos níveis de ácido esteárico (SA) e óxido de polietileno (PEO) nas formulações dos comprimidos. A taxa de libertação também dependeu do método de granulação utilizado. A análise cinética mostrou que a formulação contendo 30% p/p de polímero apresentou uma libertação semelhante à da marca comercial com um fator de semelhança (f2) de 81,1. A granulação por fusão foi mais eficaz no prolongamento da libertação do fármaco do que a compressão direta. O mecanismo de libertação seguiu mais de perto o modelo de Korsemeyer-Peppas com um coeficiente de correlação (r^2) e 0,991. A utilização de um transportador hidrofóbico juntamente com um polímero hidrofílico controla eficazmente a libertação rápida inicial de um fármaco altamente solúvel em água, como a metformina HCl. O método de granulação por fusão a quente foi especialmente mais eficaz na consecução deste objetivo do que o método de compressão direta.[40]

11. K. Patel et al., 2011 prepararam comprimidos de domperidona através da técnica de granulação por fusão para aumentar a taxa de dissolução. Os grânulos foram preparados utilizando o polímero hidrofílico polietilenoglicol-6000, 4000 e Myrj-52. O perfil de dissolução do fármaco puro indicou que o grânulo fundido (F1) 1:4 de DOM: myrj-52 proporciona uma taxa de dissolução rápida de

86,024% do fármaco quando comparado com outros polímeros e com o fármaco plano. A técnica de granulação por fusão melhorou em grande medida a taxa de dissolução da Domperidona. No sistema de grânulos fundidos DOM:myrj-52:PEG4000 e DOM:myrj-52:PEG6000 em HCL 0,1N, a percentagem de libertação do fármaco numa hora foi de (F5) 87,193% , (F6)86,14% e (F7) 88.52%, para o rácio 1:2:1 e 1:2:2, 1:3:1, respetivamente. Os dados indicam que a % de libertação do fármaco numa hora a partir de grânulos fundidos aumentou com o aumento da concentração de myrj-52 e PEG 4000, PEG6000 em forma de combinação do que o polímero utilizado isoladamente.[41]

12. Senthil Kumar B et al., 2011 formularam e avaliaram comprimidos de libertação prolongada de cloridrato de diltiazem utilizando a técnica de granulação por fusão. Foram utilizados polímeros hidrofóbicos como o compritol ATO 888 e o óleo de rícino hidrogenado para formular seis formulações diferentes. O aerossol foi utilizado como glidente e a lactose como diluente nesta formulação. A libertação do fármaco foi inversamente proporcional ao nível de polímeros retardadores de velocidade utilizados no sistema matricial. A libertação do fármaco aumentou com a diminuição do teor de polímero. O óleo de rícino hidrogenado foi considerado um bom retardador, uma vez que forma um revestimento fino na superfície das partículas do fármaco. A libertação do fármaco da matriz é controlada pelo processo de difusão, o que se deve à quantidade de polímero hidrofóbico. Uma quantidade elevada de polímero hidrofóbico tende a mostrar uma libertação controlada do fármaco por difusão.[42]

13. Asija Rajesh et al., 2012 formularam e avaliaram comprimidos de diclofenac sódico utilizando a técnica de granulação por fusão. Os comprimidos de matriz de libertação sustentada foram desenvolvidos utilizando polímeros hidrofóbicos como o álcool cetílico e agentes formadores de poros como o açúcar pharmagrade. A partir do estudo, observou-se que o comprimido de referência apresentou uma % de libertação do fármaco de 85,3 em 10th horas e as formulações F07 e F08 apresentaram uma % de libertação do fármaco de 83,5 em 10th horas. Foram realizados estudos de libertação do fármaco *in vitro* e a cinética de libertação do fármaco avaliada utilizando o método de

regressão linear seguiu a cinética de primeira ordem e a equação de Higuchi. Para prever o mecanismo de libertação do fármaco, os dados foram submetidos ao gráfico de kosenmayer-peppas. Verificou-se que a libertação do fármaco era do tipo fickiano nas formulações F06, F07 e F08 e que as outras seguiam um mecanismo de difusão não fickiano.[43]

14. M Seth et al., 2013 formularam e avaliaram comprimidos flutuantes de pioglitazona empregando goma guar, uma goma natural em comparação com a goma gelana, que também é um polímero natural. O bicarbonato de sódio foi adicionado como agente gerador de gás, produzindo dióxido de carbono no ambiente ácido gástrico, o que ajuda a manter a flutuabilidade. A adição de cera de abelha aumentou significativamente a flutuabilidade dos comprimidos formulados com ambos os polímeros. A gelatina, que é utilizada como aglutinante, confere resistência ao comprimido. Os comprimidos flutuantes de pioglitazona foram preparados pelo método de compressão direta. Os comprimidos preparados foram avaliados em termos de parâmetros de pré-compressão, características físicas, libertação do fármaco *in vitro*, duração da flutuação e tempo de atraso da flutuação. A formulação foi optimizada para diferentes concentrações de goma de guar e goma gelana. Os resultados dos estudos de libertação do fármaco in vitro mostraram que a formulação optimizada (F13) podia libertar o fármaco (98%) durante mais de 12 horas e manter-se flutuante durante mais de 12 horas.[44]

15. Ravi Kumar Misal et al., 2013 trabalharam em comprimidos orais de matriz de libertação sustentada de fármaco altamente solúvel em água e para avaliar o efeito da concentração de ligante hidrofílico e o efeito do tipo de ligante hidrofílico e o efeito de potenciadores de libertação como a lactose. Com base nos estudos de pré-formulação, foram optimizadas as concentrações dos polímeros hidrofóbicos a utilizar na formulação. A compatibilidade entre o fármaco puro e os excipientes utilizados na conceção das formulações foi confirmada por estudos de IR. Os comprimidos de cloridrato de diltiazem foram preparados pela técnica de granulação por fusão utilizando polímeros hidrofóbicos, nomeadamente ácido esteárico e álcool estearílico, para formular seis formulações diferentes. Os comprimidos foram avaliados quanto à sua dureza, espessura, friabilidade, variação de

peso, teor de fármaco e estudos de dissolução in vitro. A libertação do fármaco é inversamente proporcional ao nível de polímeros retardadores de velocidade presentes no sistema da matriz, ou seja, a extensão da libertação do fármaco diminui com o aumento do teor de cera da matriz. O perfil de libertação do fármaco in vitro da formulação F2 assemelha-se ao da formulação comercializada, pelo que é considerada uma formulação satisfatória. Verificou-se que o ácido esteárico é um bom retardador científico, pois forma um revestimento fino na superfície da partícula do fármaco. A libertação do fármaco aumenta com o aumento da concentração de potenciadores de libertação, como a lactose.

A formulação optimizada F2 foi submetida a um estudo de estabilidade acelerado e verificou-se que era estável.[45]

16. Birajdar ganesh et al., 2013 formularam e avaliaram comprimidos de libertação sustentada de cloridrato de Diltiazem utilizando diferentes polímeros por tecnologia de granulação por fusão e para estudar o efeito de várias concentrações de polímeros na taxa de libertação do comprimido. Os comprimidos foram preparados utilizando cera de abelha, cera de carnaúba e cera de parafina como polímeros retardadores de libertação. O estudo da compatibilidade entre o fármaco e o excipiente foi efectuado pelo método FTIR utilizando o método de pastilhas de KBr. Os grânulos foram preparados pela técnica de granulação por fusão. Os estudos de libertação do fármaco in vitro para a formulação preparada foram realizados durante um período de 12 h, utilizando um aparelho de teste de dissolução EDT 08LX USP Tipo - II (pá rotativa) regulado a 100 rpm e a uma temperatura de $37 \pm 0,5°C$, tendo a formulação sido colocada em 900 ml de meio. A partir do estudo de dissolução e dos gráficos comparativos, concluiu-se que o aumento da concentração de cera mostra uma diminuição da libertação do fármaco do comprimido. O lote F3 apresentou uma libertação do fármaco de 99,84% às 12 h. Os dados de libertação in vitro das formulações optimizadas (lote F3) foram ajustados a vários modelos cinéticos, como os de ordem zero, primeira ordem, Higuchi, korsmeyer-peppas e o modelo de Higuchi de passagem, uma vez que este apresenta o valor r^2 mais elevado (0,955) entre

todos os modelos.[46]

2.3   Trabalhos anteriores sobre o Cefuroxime axetil

17. Ravindra S dhumal et al., 2006, trabalharam na conceção e avaliação de comprimidos flutuantes

em duas camadas de Cefuroxima Axetil para libertação bimodal. Este trabalho mostrou que foi

conseguida uma libertação bimodal do fármaco, incluindo a libertação imediata para um conjunto de

ação rápida, seguida de uma libertação controlada que minimiza a concentração de fármaco não

absorvido que entra no cólon.[47]

18. R. Margret chandira et al., 2011Os comprimidos foram preparados pela técnica de compressão

direta utilizando HPMC K4M e manitol como polímeros juntamente com biocarbonato de sódio como

agente gerador de gás. As formulações foram avaliadas quanto à flutuabilidade in vitro e ao estudo

de libertação do fármaco utilizando um aparelho de dissolução ascendente com HCl 0,1N como meio.

Os resultados indicam que os comprimidos flutuantes de cefuroxima axetil contendo 45 mg de HPMC

K4M constituem uma melhor opção para controlar a libertação e melhorar a biodisponibilidade.[48]

19. Debendra Kumar Mohapatra et al., 2012, prepararam microesferas flutuantes de cefuroxima

axetil para conseguir uma retenção prolongada no TGI superior, o que resulta numa maior absorção,

melhorando assim a biodisponibilidade e evitando a dosagem múltipla para infecções adquiridas no

hospital. As microesferas foram preparadas pelo método de gelificação iónica utilizando polímeros

como o alginato de sódio, HPMC (K100M), um agente formador de gás como o bicarbonato de sódio

e agentes de cura como soluções de cloreto de cálcio e cloreto de bário. As microesferas preparadas

foram avaliadas em termos de propriedades microméricas, tamanho e morfologia das partículas,

estudo de flutuabilidade in vitro, carga de fármaco e eficiência de encapsulamento e estudos cinéticos

de libertação de fármaco in vitro. As microesferas preparadas apresentaram uma libertação

prolongada do fármaco durante 12 horas e mantiveram-se flutuantes até 8 horas. As microesferas

ligadas ao cloreto de bário apresentaram uma melhor libertação do fármaco de 91,78% e um teor de

fármaco de 87,14% em comparação com as ligadas ao cloreto de cálcio. Assim, pode ser utilizado

alternativamente para evitar a dosagem múltipla, reduzindo assim a possibilidade de dumping de dose e minimizando a resistência a organismos gram-negativos como o *H. Influenza*, mantendo uma atividade significativa em cocos gram-positivos responsáveis por infecções hospitalares.[49]

20. Dumbare A.S. et al., 2012, prepararam e avaliaram a suspensão de cefuroxima axetil para mascarar o sabor amargo do fármaco. Foram utilizadas várias técnicas, como resina de permuta iónica, revestimento e complexo de inclusão com β-ciclodextrina, para mascarar o sabor amargo da CA. A CA forma complexos com o Indion-214 por dois métodos, como o método descontínuo e a amassadura. O Indion 214 apresentou uma adsorção máxima (87,71%) de CA, o que foi atribuído à diferença de reticulação, capacidade de troca e forma da resina. Todos os produtos com máscara de sabor foram caracterizados pelo teor de fármaco, dissolução *in-vitro* e propriedades microméricas. O sabor foi avaliado utilizando o método *in-vitro* sugerido pelas directrizes da OMS para a avaliação de plantas medicinais amargas. O produto que mostrou melhor mascaramento do sabor e libertação do fármaco foi formulado em suspensão. A suspensão foi novamente avaliada e foram efectuados estudos in vivo para verificar a biodisponibilidade da suspensão.[50]

21. Kinjal D.Bavisia, 2012 trabalhou na conceção e avaliação de comprimidos flutuantes de cefuroxima axetil utilizando Eudragit RL 100, HPC e a sua combinação como polímeros juntamente com bicarbonato de sódio como agente gerador de gás. Os comprimidos foram preparados pela técnica de granulação húmida. O resultado indica que os comprimidos flutuantes de cefuroxima axetil contendo a combinação de HPMC K4M: Eudragit RL 100 apresentaram uma libertação controlada melhor e uma biodisponibilidade melhorada do que as formulações contendo polímeros simples, como HPMC K4M e Eudragit RL.[51]

22. S. Kiran Kumar et al., 2013 prepararam comprimidos de matriz de felodipina pelo método de compressão direta, utilizando polímeros hidrofóbicos como cera de carnaúba e monoestearato de glicerilo. A formulação optimizada contendo cera de carnaúba e celulose microcristalina mostrou uma libertação controlada do fármaco durante cerca de 24 horas. Para a formulação optimizada (F8), o mecanismo de libertação do fármaco segue a ordem zero e ajusta-se à equação de Higuchi e o

mecanismo foi a difusão anómala, ou seja, difusão e erosão.[52]

23. Sandeep Kumar G et al., 2012 desenvolveram comprimidos flutuantes de cefuroxima axetil através do método de compressão direta para aumentar o tempo de retenção gástrica. Os comprimidos de matriz flutuante gastroretentiva de Cefuroxima Axetil foram preparados com sucesso com polímeros hidrofílicos como HPMC K4M e HPMC K15M. A partir dos estudos de pré-formulação para a compatibilidade dos excipientes do fármaco, observou-se que não havia problemas de compatibilidade com os excipientes utilizados no estudo. A libertação do fármaco da maioria das formulações segue a difusão fickiana. A partir de estudos de raios X *in vivo*, observou-se claramente que os comprimidos flutuantes mostraram uma residência gástrica de cerca de 6 horas no estado alimentado.[53]

24. Snehamayee mohapatra et al., 2012 prepararam e avaliaram comprimidos flutuantes equilibrados hidrodinâmicos carregados com cefuroxima axetil utilizando polímeros hidrofílicos. Foram utilizados diferentes excipientes, tais como HPMC K15M, HPMC E5LV (agente gelificante), bicarbonato de sódio (agente gerador de gás) e lauril sulfato de sódio (SLS) (melhorador de solubilidade), a fim de otimizar o perfil de libertação do fármaco, bem como a propriedade de flutuação. Foi observada uma diminuição das características de libertação com polímeros de elevada viscosidade devido ao aumento da força do gel, da tortuosidade e do comprimento do caminho de difusão do fármaco. Verificou-se uma diferença significativa ($p<0,5$) na taxa de libertação com diferentes concentrações de SLS. Os mecanismos de libertação foram explorados e explicados com as equações de ordem zero, de primeira ordem, de Higuchi, de Korsmeyer e de Hixson-Crowell. A taxa de libertação, a extensão e o mecanismo foram regidos pelo teor de polímero. O teor de polímero e a quantidade de agente flutuante afectaram significativamente o tempo necessário para a libertação de 50% do fármaco (t50%), o tempo médio de dissolução (MDT), a constante da taxa de libertação e o expoente de difusão (n).A modelação cinética do perfil de dissolução revelou que o mecanismo de libertação do fármaco pode variar entre o transporte controlado por difusão e o transporte no caso II, que foi co-

dominado pela erosão do polímero por difusão no mecanismo de libertação.[54]

25. Umasankar Mukhi et al., 2013 prepararam e avaliaram comprimidos flutuantes de cefuroxima axetil utilizando a mistura de polímeros necessária de goma de guar e HPMC K4M, bicarbonato de sódio (agente gerador de gás), lauril sulfato de sódio (SLS) e fosfato dicálcico (intensificador de solubilidade). Os comprimidos foram preparados pelo método de compressão direta. A partir do estudo, observou-se que a formulação F5 foi a melhor em termos de libertação do fármaco, tempo de flutuação (12 horas). Os comprimidos desenvolvidos eram estáveis e o fármaco não apresentou degradação durante um período de 6 meses.[55]

26. A. S. Gudigennavar et al., 2013, prepararam um comprimido mucoadesivo de cefuroxima axetil para aumentar o tempo de residência gástrica e melhorar a biodisponibilidade. Os comprimidos foram preparados utilizando diferentes polímeros mucoadesivos, tais como HPMC K4M, carbopol 974P, alginato de sódio e quitosano em proporções combinadas pelo método de granulação húmida. Todos os lotes foram submetidos a vários parâmetros de avaliação, tais como propriedades físico-químicas, índice de dilatação, tempo de permanência in vitro e libertação do fármaco in vitro. A formulação optimizada contendo carbopol 974P e quitosano em combinação (F6) apresentou um tempo de residência in vitro máximo de 10,05 horas e uma libertação in vitro de 45,89% em 10 horas. A formulação F6 foi ainda sujeita a permeação in vitro, microscópio eletrónico de varrimento (SEM), estudos de estabilidade e tempo de residência in vivo. O SEM revelou características de superfície lisa com o aumento do diâmetro dos poros, indicando o mecanismo de difusão da libertação. A estabilidade também foi conduzida de acordo com as directrizes da Conferência Internacional sobre Harmonização (ICH) a $40 \pm 20°C/75 \pm 5\%$ de humidade relativa (RH) e os valores estavam dentro dos limites permitidos. As fotografias de raios X *in vivo* tiradas durante a experiência mostraram a mucoadesão à mucosa gástrica até 10 h.[56]

2.4 Inferência da revisão da literatura

A cefuroxima axetil (CA), um pró-fármaco oral, apresenta uma biodisponibilidade de 30% a 40% quando administrada em jejum e de 5% a 60% quando administrada após a ingestão de alimentos. A molécula é desesterificada durante a absorção, quer nas células da mucosa, no sangue portal ou no fígado, de modo que apenas a cefuroxima circula sistemicamente. A esterase intestinal pode hidrolisar a CA em cefuroxima não absorvível no lúmen intestinal e, por conseguinte, suspeita-se que seja uma possível causa de biodisponibilidade incompleta.[47-56]

Foram efectuadas várias abordagens para prolongar o tempo de retenção gástrica, o que acaba por afetar a biodisponibilidade. Estas incluem sistemas de dilatação e expansão, sistemas de alta densidade, sistemas flutuantes e outros dispositivos de esvaziamento gástrico retardado. O princípio da preparação flutuante oferece uma abordagem simples e prática para aumentar o tempo de permanência gástrica da forma de dosagem e a libertação sustentada do fármaco.

Até agora, muitos investigadores fizeram um trabalho extenso no desenvolvimento de sistemas de administração de fármacos flutuantes CA por granulação húmida e métodos de compressão direta utilizando vários polímeros hidrofílicos como carbopol, quitosano, HPMC, etc.

Como a CA tem um ponto de fusão mais elevado e um sabor amargo, tendo todos estes aspectos em consideração, o presente estudo foi planeado para formular e avaliar comprimidos flutuantes não efervescentes através da técnica de granulação por fusão.

2.5 Finalidade e objetivo

O objetivo do presente trabalho é formular comprimidos flutuantes não efervescentes de Cefuroxima Axetil utilizando a técnica de granulação por fusão, a fim de aumentar o tempo de residência gástrica e produzir a ação sustentada do fármaco.

O objetivo do presente estudo é

1.	Formular comprimidos flutuantes não efervescentes de Cefuroxima axetil utilizando aglutinantes fundíveis, tais como cera de parafina, cera de carnaúba e cera de abelha, através da técnica de granulação por fusão.

2.	Avaliar os comprimidos preparados relativamente aos seguintes parâmetros:

Estudos de variação de peso, friabilidade, dureza, flutuabilidade e libertação do fármaco *in-vitro*.

Efetuar a análise estatística dos resultados obtidos para as formulações preparadas.

3.   Efetuar os estudos de estabilidade das formulações preparadas de acordo com as directrizes da ICH.

QUADRO 3.1: LISTA DE MATERIAIS

SNO	INGREDIENTES	FABRICANTES
1	Cefuroxima Axetil	Amostra de oferta da AUROBINDO PHARMA LIMITED HYDERABAD
2	Cera de parafina	SD Fine Chem. Ltd Mumbai
3	Cera de carnaúba	Laboratório Oxford, Thane
4	Cera de abelhas	SD Fine Chem. Ltd Mumbai
5	Lactose mono-hidratada	SD Fine Chem. Ltd Mumbai
6	Celulose microcristalina	SD Fine Chem. Ltd Mumbai
7	Bicarbonato de sódio	SD Fine Chem. Ltd Mumbai
8	Ácido cítrico	SD Fine Chem. Ltd Mumbai
9	Estearato de magnésio	SD Fine Chem. Ltd Mumbai
10	Talco	SD Fine Chem. Ltd Mumbai

QUADRO 3.2: LISTA DE EQUIPAMENTOS

S. Não.	Nome do equipamento	Fabricante
1	Balança digital	Contech Instruments Ltd. Mumbai, Índia
2	Máquina de compressão de comprimidos	Rimek, Ahmedabad
3	Medidor de dureza do tipo Monsanto	Sisco , Hyderabad
4	Espectrofotómetro de infravermelhos	Shimadzu T/N 20673500/38
5	Testador de friabilidade	Electrolab EF-2, Mumbai, Índia
6	USP Aparelho para ensaio de dissolução I (tipo pá)	Electrolab TDT 14L, Mumbai, Índia
7	Espectrofotómetro de feixe duplo UV-Visível	Elico SL 191 Feixe duplo Espectrofotómetro
8	Máquina de compressão de comprimidos	Minipress-1,Karnavathi Gujarat
9	Câmara de estabilidade	Newtronic 204 ETS ,Mumbai

Metodologia experimental

3.1.1 Perfil do medicamento

A cefuroxima axetil pertence à classe II da BCS (baixa solubilidade, alta permeabilidade)

Sinónimos - Cefuroxima 1- éster acetoxiletílico

Nome IUPAC

1- Acetoxi etil (6R, 7R) -3- [(Carbamiloxi) metil] -7- {[(2Z) -2- (2-furil)-2- (metoxiimino

acetil]amino} -8- oxo -5- tia -1- azabiciclo[4.2.0] oct-2- ene-2- carboxilato

Fórmula molecular - C20H22N4O10S
Ponto de fusão - 218-225 °C
Estrutura química

Propriedades

Trata-se de um pó branco amorfo, de sabor amargo, muito solúvel em acetona, solúvel em

clorofórmio, acetato de etilo, metanol, ligeiramente solúvel em álcool desidratado, insolúvel em água

e éter.

Absorção e destino:

A cefuroxima-Axetil é absorvida a partir do trato gastrointestinal e rapidamente hidrolisada por

esterases não específicas na mucosa intestinal e no sangue, transformando-se em cefuroxima. A

cefuroxima é distribuída pelos fluidos extra-vasculares. A porção de axetil é metabolizada em

acetaldeído e ácido acético.

Modo de ação:

A Cefuroxima Axetil é um antibiótico β-lactâmico. Todas as cefalosporinas inibem a produção da

parede celular e inibem seletivamente a síntese de peptidoglicanos. O fármaco liga-se inicialmente

aos receptores celulares denominados proteínas de ligação à pencilina. Depois de um antibiótico beta-

lactâmico se ter ligado a estes receptores, a reação de transpeptidação é inibida e a síntese de

peptidoglicano é bloqueada. Por fim, dá-se a lise bacteriana.

Farmacocinética[60] :

Disponibilidade oral	30-40%
Excreção urinária	96 ± 10%
Ligado ao plasma	33 ± 6%
Apuramento	0,94CLcr ±0,28ml.min^{-1} kg^{-1}
Meia-vida	1.7 ± 0.6

Efeitos adversos:

Reacções alérgicas como erupções cutâneas, congestão nasal, tosse, garganta seca, irritação ocular e choque anafilático. Uma dose excessiva de cefalosporinas pode provocar irritação cerebral, levando a convulsões.

Precauções:

A administração prolongada de Cefuroxima Axetil com outros antibióticos de largo espetro pode resultar no crescimento excessivo de microrganismos não susceptíveis. A Cefuroxima Axetil pode estar associada a uma diminuição da atividade da protrombina e a uma insuficiência renal ou hepática ou a um estado nutricional deficiente.

Contra-indicações:

Os produtos são contra-indicados em doentes com alergia conhecida ao grupo de antibióticos das cefalosporinas.

Embalagem e armazenamento:

Cefuroxime Axetil deve ser conservado num recipiente hermético e protegido da luz.

Formulações: Comprimidos de 125 mg, 250 mg e 500 mg.

3.2 Aglutinantes fundíveis e outros excipientes utilizados na preparação
- Cera de parafina

Sinónimos: Cera dura, paraffinum durum, paraffinum solidum, parafina

Descrição: A parafina é um sólido inodoro e insípido, translúcido, incolor ou branco. Microscopicamente, é uma mistura de feixes de microcristais. Quando derretida, a parafina é essencialmente sem fluorescência à luz do dia.

Ponto de fusão: 47-65 C^0

Fórmula molecular: $C_{24}H_{50}$

Odor: Um ligeiro odor após a fusão.

Solubilidade: Solúvel em clorofórmio, éter, óleos voláteis e óleos fixos quentes, ligeiramente solúvel em etanol, praticamente insolúvel em acetona, etanol (95%) e água.

Densidade: 0,84- 0,89 g/cm^3 a 20 C^0

Categoria funcional: Base de pomada; agente de endurecimento

Aplicação:

> A parafina é utilizada principalmente em formulações farmacêuticas tópicas como componente de cremes e pomadas.

> Pode ser utilizado para aumentar o ponto de fusão de uma formulação ou para aumentar a rigidez.

> A parafina é utilizada como agente de revestimento para cápsulas e comprimidos.

> Os revestimentos de parafina também podem ser utilizados para efetuar a libertação do fármaco das esferas de resina de permuta iónica.

Condições de armazenamento: Armazenado num recipiente bem fechado, protegido da luz.

> ## Cera de abelhas

Sinónimos: Cera branqueada

Denominação química: Cera branca de abelhas

Ponto de fusão: 61- 65 C°

Fórmula molecular: C46H92O2

Densidade: 0,98g/cm^3

Solubilidade: Solúvel em clorofórmio, éter, dissulfureto de carbono, moderadamente solúvel em etanol (95%), insolúvel em água.

Aplicações:

\> A cera branca é também utilizada como revestimento de película em comprimidos de libertação prolongada.

\> As microesferas de cera de abelha branca podem ser utilizadas em formas de dosagem oral para retardar a absorção de um ingrediente ativo do estômago, permitindo que a maior parte da absorção ocorra no trato intestinal.

\> O revestimento de cera também pode ser utilizado para efetuar a libertação do fármaco das esferas de resina de permuta iónica.

Incompatibilidades: Incompatível com agentes oxidantes.

Condições de armazenamento: Quando a cera é aquecida acima de 150^0 C, ocorre a esterificação com a consequente diminuição do índice de acidez e elevação do ponto de fusão. A cera amarela é estável quando armazenada num recipiente bem fechado e protegido da luz.

\> Cera de carnaúba
Sinónimos: cera do Brasil, Cera carnauba
Descrição: Pó de cor castanha clara a amarela pálida, disponível em flocos ou em pedaços irregulares.

Ponto de fusão: 82-86 C^0

Fórmula molecular: C56H110O2

Odor: Odor suave

Solubilidade: Ligeiramente solúvel em etanol a ferver, solúvel em clorofórmio quente e tolueno quente. Praticamente insolúvel em água.

Densidade: 0,97 g/cm^3

Categoria funcional: Agente de revestimento

Aplicação:

> A cera de carnaúba é a mais dura e de maior fusão das ceras normalmente utilizadas em formulações farmacêuticas e é utilizada principalmente como uma emulsão aquosa a 10% p/v para polir comprimidos revestidos de açúcar.

> As emulsões aquosas podem ser preparadas misturando cera de carnaúba com um composto de etanolamina e ácido oleico. O revestimento de cera de carnaúba produz comprimidos de bom brilho sem esfregar.

> A cera de carnaúba pode também ser utilizada sob a forma de pó para polir comprimidos revestidos de açúcar.

> A cera de carnaúba (10 - 50% w/w) é também utilizada sozinha ou com outros excipientes como HPC, Eudragit, álcool estearílico para produzir formas de dosagem sólidas de libertação sustentada.

> A cera de carnaúba foi experimentalmente investigada para ser utilizada na produção de micropartículas num novo processo de revestimento por ar quente - uma alternativa à técnica convencional de congelação por pulverização.

> A cera de carnaúba tem sido utilizada para produzir esferas de gel para administração intra-gástrica flutuante e tem sido investigada para utilização em formulações de protectores solares nanoparticulados.

Condições de armazenamento: A cera de carnaúba é estável e deve ser armazenada num recipiente bem fechado, num local fresco e seco.

> **Lactose mono-hidratada**
Sinónimos:

CapsuLac; GranuLac; Lactochem; lactosum monohydricum; Monohydrate; Pharmatose; PrismaLac; SacheLac; SorboLac; SpheroLac; SuperTab 30GR; Tablettose.

Descrição:

No estado sólido, a lactose apresenta-se sob diversas formas isoméricas, em função das condições de cristalização e de secagem, ou seja, a-lactose mono-hidratada, b-lactose anidra e a-lactose anidra. As formas cristalinas estáveis da lactose são a a-lactose mono-hidratada, a b-lactose anidra e a a-lactose anidra estável. A lactose apresenta-se sob a forma de partículas cristalinas ou pó branco a esbranquiçado. A a-lactose é aproximadamente 20% mais doce que a sacarose, enquanto a b-lactose é 40% mais doce.

Propriedades típicas:

Densidade a granel: 0,53 g/cm^3

Densidade na torneira: 0,81 g/cm^3

Categoria funcional:
Suporte para inaladores de pó seco; auxiliar de liofilização; aglutinante de comprimidos; diluente de comprimidos e cápsulas; enchimento de comprimidos e cápsulas.

Aplicação:

> A lactose é amplamente utilizada como agente de enchimento e diluente em comprimidos e cápsulas e em fórmulas para lactentes.

> A lactose é também utilizada como diluente na inalação de pós secos.

> Estão disponíveis comercialmente vários tipos de lactose com diferentes propriedades físicas, tais como a distribuição do tamanho das partículas e as características de fluxo.

> Normalmente, os graus finos de lactose são utilizados na preparação de comprimidos pelo método de granulação húmida ou quando se procede à moagem durante o processamento, uma vez que o tamanho fino permite uma melhor mistura com outros ingredientes da formulação e utiliza o aglutinante de forma mais eficiente.

> A lactose é adicionada às soluções liofilizadas para aumentar o tamanho do tampão e ajudar à coesão.

> A lactose é também utilizada no fabrico de formulações de pó seco para utilização como soluções aquosas de revestimento de película ou suspensões.

> As qualidades de lactose mono-hidratada por compressão direta estão disponíveis como a-lactose mono-hidratada granulada/aglomerada, contendo pequenas quantidades de lactose anidra.

Estabilidade e condições de armazenamento:

O crescimento de bolor pode ocorrer em condições húmidas (80% ou mais de humidade relativa). A lactose pode desenvolver uma coloração castanha durante o armazenamento, sendo a reação acelerada por condições quentes e húmidas. A lactose deve ser armazenada num recipiente bem fechado, num local fresco e seco.

Incompatibilidades:
É provável que ocorra uma reação de condensação do tipo Maillard entre a lactose e compostos com um grupo amina primário para formar produtos castanhos ou de cor castanho-amarelada. Também foi demonstrado que a interação de Maillard ocorre entre a lactose e a amina secundária. No entanto, a sequência da reação pára com a formação da imina e não se desenvolve uma coloração castanha-amarelada. A lactose é também incompatível com os aminoácidos, as amfetaminas e o lisinopril

- Bicarbonato de sódio
Sinónimos: Bicarbonato de sódio; E500; Effer-Soda; carbonato monossódico; natrii hydrogenocarbonas; Sal de Vichy; carbonato ácido de sódio; hidrogenocarbonato de sódio.

Descrição: O bicarbonato de sódio apresenta-se como um pó cristalino branco, inodoro, com um sabor salino e ligeiramente alcalino. A estrutura cristalina é a de prismas monoclínicos. Encontram-se disponíveis no mercado produtos com diferentes dimensões de partículas, desde um pó fino até grânulos uniformes de fluxo livre.

Fórmula molecular: $NaHCO_3$

Propriedades típicas:

Densidade a granel: $0,869 \ g/cm^3$

Densidade na torneira: 1,369 g/cm3

Solubilidade: Praticamente insolúvel em etanol a 95%

Categoria funcional: Agente alcalinizante; agente terapêutico.

Aplicação:

> O bicarbonato de sódio é geralmente utilizado em formulações farmacêuticas como fonte de dióxido de carbono em comprimidos e grânulos efervescentes.

> É também muito utilizado para produzir ou manter um pH alcalino numa preparação.

> Em comprimidos e grânulos efervescentes, o bicarbonato de sódio é geralmente formulado com ácido cítrico e/ou tartárico; as combinações de ácido cítrico e tartárico são frequentemente preferidas nas formulações, uma vez que o ácido cítrico sozinho produz uma mistura pegajosa que é difícil de granular, enquanto que se o ácido tartárico for utilizado sozinho, os grânulos perdem a firmeza.

> Quando os comprimidos ou grânulos que contêm bicarbonato de sódio entram em contacto com a água, ocorre uma reação química, liberta-se dióxido de carbono e o produto desintegra-se.

> A granulação por fusão num secador de leito fluidizado foi sugerida como um método de uma etapa para o fabrico de grânulos efervescentes compostos por ácido cítrico anidro e bicarbonato de sódio, para posterior compressão em comprimidos.

> Os comprimidos podem também ser preparados apenas com bicarbonato de sódio, uma vez que o ácido do fluido gástrico é suficiente para causar efervescência e desintegração.

> O bicarbonato de sódio também é utilizado em formulações de comprimidos para tamponar moléculas de medicamentos que são ácidos fracos, aumentando assim a taxa de dissolução do comprimido e reduzindo a irritação gástrica.

> O bicarbonato de sódio pode ser utilizado como antiácido e como fonte do anião bicarbonato no tratamento da acidose metabólica.

Estabilidade e condições de armazenamento: Quando aquecido a cerca de 508C, o bicarbonato de sódio começa a dissociar-se em dióxido de carbono, carbonato de sódio e água; ao aquecer a 250-3008C, durante um curto período de tempo, o bicarbonato de sódio é completamente convertido em carbonato de sódio anidro.

Incompatibilidades: O bicarbonato de sódio reage com ácidos, sais ácidos e muitos sais alcalóides, com a evolução de dióxido de carbono. O bicarbonato de sódio pode também intensificar o escurecimento dos salicilatos. Nas misturas em pó, a humidade atmosférica ou a água de cristalização de outro ingrediente é suficiente para que o bicarbonato de sódio reaja com compostos como o ácido bórico ou o alúmen. Nas misturas líquidas que contêm subnitrato de bismuto, o bicarbonato de sódio reage com o ácido formado pela hidrólise do sal de bismuto.

- MCC

Sinónimos: Avicel PH; Cellets; Celex; gel de celulose; hellulosum microcristallinum; Celphere; Ceolus KG; celulose cristalina; E460; Emcocel; Ethispheres; Fibrocel; MCC Sanaq; Pharmacel; Tabulose; Vivapur.

Fórmula molecular: $(C_6H_{10}O_5)_n$ em que n=220

Propriedades típicas:

Densidade a granel: 0,337 g/cm^3

Densidade na torneira: 0,478 g/cm^3

Descrição: A celulose microcristalina é uma celulose purificada, parcialmente despolimerizada, que se apresenta como um pó cristalino branco, inodoro, insípido e composto por partículas porosas. Está disponível comercialmente em diferentes tamanhos de partículas e graus de humidade que têm diferentes propriedades e aplicações.

Solubilidade: Ligeiramente solúvel em solução de hidróxido de sódio a 5% p/v; praticamente insolúvel em água, ácidos diluídos e na maioria dos solventes orgânicos.

Categoria funcional: Adsorvente; agente de suspensão; diluente de comprimidos e cápsulas;

desintegrante de comprimidos.

Aplicação:

> A celulose microcristalina é amplamente utilizada em produtos farmacêuticos

> É utilizado principalmente como aglutinante/diluente em formulações orais de comprimidos e cápsulas, onde é utilizado tanto em processos de granulação húmida como de compressão direta.

> Para além da sua utilização como aglutinante/diluente,

> A celulose microcristalina tem também algumas propriedades lubrificantes e desintegrantes que a tornam útil na formação de comprimidos.

Utilizações:

Utilizações de celulose microcristalina em concentrações (%)

Adsorvente 20-90

Anti-aderente 5-20

Aglutinante/diluente de cápsulas 20-90

Desintegrante de comprimidos 5-15

Aglutinante/diluente de comprimidos 20-90

Condições de armazenamento: A celulose microcristalina é um material estável, embora higroscópico. O material a granel deve ser armazenado num recipiente bem fechado, num local fresco e seco.

Incompatibilidades: A celulose microcristalina é incompatível com agentes oxidantes fortes.

> **Estreato de magnésio**

Sinónimos: Octadecanoato de magnésio, ácido octadecanóico, sal de magnésio, ácido esteárico, sal de magnésio.

Nome químico: Sal de magnésio do ácido octadecanóico.

Fórmula molecular: $C_{36}H_{70}MgO_4$

Peso molecular: 591,34

Fórmula estrutural: [$CH_3(CH_2)_{16}COO$]2Mg

Propriedades típicas:

Densidade a granel: 0,159 g/cm^3

Densidade na torneira: 0,286 g/cm^3

Intervalo de fusão: 117-150°C (amostras comerciais), 126-130°C (estearato de magnésio de elevada pureza).

Solubilidade: praticamente insolúvel em etanol, etanol (95%), éter e água; ligeiramente solúvel em benzeno quente e etanol quente (95%).

Descrição: O estearato de magnésio é um pó muito fino, branco claro, precipitado ou moído, impalpável, de baixa densidade aparente, com um ligeiro odor a ácido esteárico e um sabor caraterístico. O pó é gorduroso ao tato e adere facilmente à pele.

Aplicações: O estearato de magnésio é amplamente utilizado em cosméticos, alimentos e formulações farmacêuticas. É utilizado principalmente como lubrificante no fabrico de cápsulas e comprimidos em concentrações entre 0,25 % e 5,0 % w/w. Também é utilizado em cremes de barreira.

Estabilidade e condições de armazenamento: O estearato de magnésio é estável e deve ser armazenado num recipiente bem fechado, num local fresco e seco.

Incompatibilidades: Incompatível com ácidos fortes, álcalis e sais de ferro. Evitar a mistura com materiais oxidantes fortes. O estearato de magnésio não pode ser utilizado em produtos que contenham aspirina, algumas vitaminas e a maioria dos sais alcalóides.

> **Talco**

Sinónimos: Magsil Osmanthus, Magsil Star, Purtalc, Esteatite

Categoria funcional: Glidante, lubrificante de comprimidos e cápsulas, agente anti-coagulação.

Aplicações: É utilizado como lubrificante em formas de dosagem sólidas (1-10%), em preparações tópicas como pó para pulverização (90-99%).

Descrição: Trata-se de um produto muito fino, de cor branca a branco-acinzentada, inodoro e impalpável,

pó untuoso. Adere à pele, é macio ao tato e não tem grumos.

Solubilidade: Praticamente insolúvel em ácidos e álcalis diluídos, solventes orgânicos e água.

Estabilidade: O talco é um material estável.

Condições de armazenamento: Deve ser armazenado num recipiente bem fechado, num local fresco e seco.

Incompatibilidades: Incompatibilidade com compostos de amónio quaternário

3.3 Metodologia analítica

Métodos analíticos como UV e FTIR foram desenvolvidos e utilizados durante a formulação de comprimidos NEF de Cefuroxima axetil

3.3.1 Estimativa da Cefuroxima axetil por espetrofotómetro UV[51]

3.3.2 Preparação da solução de reserva

10 mg de cefuroxima axetil foram pesados com precisão usando a balança digital contech e, em seguida, transferidos para um balão volumétrico de 10 ml e completados até a marca usando metanol para dar 1mg/1ml de solução (1000μg/ml) (solução estoque A)

3.3.3 Construção da curva padrão

Da solução de reserva A foi retirado 1 ml e transferido para um balão volumétrico de 10 ml e completado o volume com HCl 0,1 N para preparar uma solução de 100 mg/ml (reserva B).

A partir da solução estoque B, foram feitas séries de diluições usando 0,2, 0,4, 0,6, 0,8, 1, 1,5, 2 ml para dar concentrações de soluções de 0,2, 0,4, 0,6, 0,8, 1, 1,5, 2 μg/ml. As absorvâncias destas soluções foram medidas contra o branco a 280nm utilizando o Espectrofotómetro de Feixe Duplo U.V-Visível.

O método foi validado em termos de linearidade, exatidão e precisão. A partir das absorvâncias obtidas, foi traçada uma curva de calibração, tomando a concentração no eixo x e as absorvâncias no eixo y.

3.4 Espectroscopia de infravermelhos para o medicamento puro:

A análise do espetro do medicamento puro foi efectuada por FTIR. Os espectros de FTIR foram registados utilizando o método do disco de brometo de potássio (KBr). O disco de KBr foi preparado misturando alguns mg da amostra com KBr e compactando-o numa prensa hidrostática sob vácuo a 6-8 toneladas de pressão. O disco resultante foi montado num suporte adequado no espetrofotómetro de IV e foi registado de 4000cm-1 a 400cm-1.

3.5 Estudo de compatibilidade com o excipiente do medicamento:
3.5.1 Preparação das amostras:

As misturas físicas de Cefuroxima Axetil e Excipientes (cera de parafina, cera de carnaúba, cera de abelha) foram colocadas em frascos na proporção de 1:1. A análise do espetro do medicamento puro e da mistura física de medicamento e excipiente foi efectuada por FTIR. Os espectros de FTIR foram registados utilizando o método do disco de brometo de potássio (KBr) (modelo n.º Shimadzu T/N 20673500/38). O disco de KBr foi preparado misturando alguns mg da amostra com KBr e compactando numa prensa hidrostática sob vácuo a 6-8 toneladas de pressão. O disco resultante foi montado num suporte adequado no espetrofotómetro de IV e foi registado de 4000cm-1 a 400cm-1.

O espetro das misturas físicas foi observado para o pico caraterístico da Cefuroxima Axetil.

3.6 Estudos de pré-formulação de Cefuroxima axetil

O fármaco puro foi avaliado quanto ao ângulo de repouso, densidade aparente, densidade de batida, índice de Carr e rácio de Hausner

> Ângulo de repouso:

Este é o ângulo máximo possível entre a superfície de uma pilha de pó e o plano horizontal.

É a caraterística relacionada com o atrito inter-particular (ou) a resistência ao movimento entre partículas.

O ângulo de repouso foi efectuado através do método do funil fixo. Os grânulos foram deixados a fluir através do funil que está fixado a um suporte 2,0 cm acima do papel milimétrico que está colocado numa superfície horizontal. O ângulo de repouso foi então calculado medindo a altura e o raio do monte de grânulos formado.

O ângulo de repouso é calculado pela fórmula

$$\theta = \mathrm{Tan}^{-1} (h/r)$$

em que θ = ângulo de repouso, h = altura da pilha, r = raio da pilha.

Tabela 3.3: Intervalo do ângulo de repouso e do fluxo de pó

Ângulo de repouso	Fluxo de pó
< 25	Excelente
25-30	Bom
30-40	Passável
> 40	Muito pobre

> Densidade a granel:
Determina-se deitando 10 g de medicamento puro numa proveta graduada de 50 ml e anotando o volume (V) ocupado. A densidade aparente é calculada como

Densidade aparente=M/V

>   Densidade da rosca:

Deitou-se 10 g de droga pura numa proveta graduada de 50 ml e bateu-se com ela durante um período de tempo fixo (cerca de 300 batidas). Mediu-se o volume mínimo (V) ocupado na proveta.

A densidade de vazamento foi calculada pela fórmula

Densidade na torneira= M/V

>   Índice de compressibilidade :

É um método indireto para medir a densidade aparente, o tamanho, a forma, a área de superfície e a coesividade do material.

É determinado pelo índice de compressibilidade de Carr.

Índice de compressibilidade = 100(Densidade a granel - Densidade na torneira)

Densidade aparente

> Rácio de Hausner:

É calculado pela fórmula

Rácio de Hausner   =Densidade de corte

Densidade aparente

3.7 Preparação de comprimidos flutuantes não efervescentes de Cefuroxima axetil

3.7.1 Formulação de comprimidos flutuantes não efervescentes

As quantidades necessárias de materiais foram pesadas para 50 comprimidos (F1- F9), conforme

mencionado na **Tabela 3.4**. Os comprimidos de cefuroxima axetil foram preparados pela técnica de

granulação por fusão. Os grânulos foram preparados utilizando aglutinantes hidrofóbicos. Os

aglutinantes fundíveis, como a cera de parafina, a cera de carnaúba e a cera de abelhas, foram fundidos

separadamente em pratos de porcelana num banho de água mantido a temperaturas de 46-69° C, 80-

86° C e

61-65° C, respetivamente. Pesou-se a quantidade necessária de cefuroxima axetil e lactose e

adicionou-se gradualmente à cera derretida com agitação contínua. A esta massa foi adicionada

lactose. Em seguida, a massa solidificada foi pulverizada num motar e peneirada através de um crivo

de 30 # para formar grânulos. De seguida, adicionou-se bicarbonato de sódio e misturou-se bem. Em

seguida, adiciona-se estearato de magnésio e talco e mistura-se bem. Os grânulos foram comprimidos

em forma de comprimidos utilizando punções de 8 mm a 12 mm. Os comprimidos foram preparados

por granulação por fusão, variando as concentrações de ceras.

Quadro 3.4 Formulações de comprimidos flutuantes não efervescentes

Ingredientes da formulação (mg)	F1	F2	F3	F4	F5	F6	F7	F8	F9
Cefuroxima axetil	300	300	300	300	300	300	300	300	300
Lactose	60	60	60	60	60	60	60	60	60
Cera de parafina	100	-	-	-	-	-	-	-	-
Cera de abelhas	-	100	-	-	-	-	-	-	-
Carnaúba	-	-	100	60	30	30	30	30	30
Bicarbonato de sódio	-	-	-	-	-	60	120	120	120
MCC	-	-	-	-	-	-	-	15	30
Estreato de Mg	5	5	5	5	5	5	5	5	5
Talco	5	5	5	5	5	5	5	5	5
Peso total (mg)	470	470	470	430	400	460	520	535	550
Tamanho do punção (mm)	8	8	8	8	8	8	12	12	12

3.7.2 Parâmetros de pré-compressão da mistura

A mistura de pós foi avaliada quanto ao ângulo de repouso, à densidade aparente, à densidade de batida, ao índice de compressibilidade e ao rácio de Hausner.

3.8 Avaliação dos comprimidos

Os comprimidos foram avaliados quanto à variação de peso, friabilidade, dureza, flutuabilidade e índice de inchaço.

> **Teste de variação de peso**

Foram seleccionados aleatoriamente dez comprimidos de cada lote e pesados individualmente para verificar a variação de peso. A Farmacopeia dos EUA permite uma pequena variação no peso de um comprimido.

A **tabela 3.5** apresenta o seguinte desvio percentual na variação de peso.

Tabela 3.5: Limites de variação de peso

Peso médio de um comprimido	Desvio percentual
130 mg ou menos	10
>130mg e <324mg	7.5
324 mg ou mais	5.0

> **Dureza**

A dureza do comprimido foi medida utilizando o medidor de dureza Monsanto. Colocou-se um comprimido entre as duas lâminas do aparelho de dureza, aplicou-se força às lâminas e registou-se a força de esmagamento que provoca a quebra do comprimido em Kg/cm2.

> **Friabilidade**

A friabilidade dos comprimidos foi determinada utilizando o Friabilizador Electro Automated Roche modelo EF-2, Bombaim. Este dispositivo consiste numa câmara circular de plástico que está regulada para rodar a 25 rpm durante 100 rotações, deixando cair os comprimidos a uma altura de 15 cm em cada revolução. Os comprimidos previamente pesados foram colocados no Friabilator e colocados em funcionamento. Após 100 rotações, os comprimidos foram recolhidos e novamente pesados.

A friabilidade é calculada pela fórmula

% Friabilidade = (Peso inicial - Peso final / Peso inicial)$_x$ 100

> **Teste de flutuabilidade / flutuação**

Os comprimidos foram colocados num copo de vidro de 100 ml contendo HCl 0,1N. O tempo entre a introdução da forma de dosagem e a sua flutuação no fluido gástrico simulado e o tempo durante o qual a forma de dosagem permanece flutuante foram medidos. O tempo necessário para a forma de dosagem emergir na superfície do meio é designado por Floating Lag Time (FLT) ou Buoyancy Lag Time (BLT) e a duração total do tempo durante o qual a forma de dosagem permanece flutuante é designada por Total Floating Time (TFT).

3.9 Libertação do fármaco *in vitro*

A libertação do fármaco *in vitro* dos comprimidos (n=3) foi efectuada utilizando um aparelho de dissolução do tipo II (tipo pá). Foram preparados 900 ml de meio de dissolução de HCl 0,1N e transferidos para cestos de dissolução. O meio foi mantido à temperatura de 37°c±5°c e as pás foram accionadas a 50 rpm. Os comprimidos foram então colocados em cada cesto de dissolução. Uma amostra (5 ml) da solução foi retirada do aparelho de dissolução em intervalos de tempo pré-determinados (0,5, 1, 2, 3, ... 12 horas) e as amostras foram substituídas por 5 ml de HCl 0,1 N para manter as condições de afundamento. As amostras recolhidas foram então analisadas quanto à libertação do fármaco contra HCl 0,1N como branco no comprimento de onda de 280 nm utilizando o espetrofotómetro UV-Visível a 280 nm.

3.10 Avaliação da cinética da taxa de libertação

Foram testados vários modelos para explicar a cinética de libertação do fármaco. Para analisar o mecanismo da cinética da taxa de libertação do fármaco da forma de dosagem, os dados obtidos foram ajustados aos modelos de libertação de ordem zero, primeira ordem, Higuchi e Korsmeyer-Peppas.

> **Cinética da taxa de libertação de ordem zero**

Para estudar a cinética de libertação de ordem zero, os dados da taxa de libertação são ajustados à seguinte equação.

$$F = K_0 t$$

Em que "F" é a libertação do fármaco no tempo "t" e "K" é a constante de velocidade de libertação de ordem zero.

> **Cinética da taxa de libertação de primeira ordem**

Um gráfico da percentagem cumulativa logarítmica do fármaco remanescente em relação ao tempo é traçado, o que dá uma libertação de primeira ordem.

Os dados relativos à taxa de libertação são ajustados à seguinte equação

$$Log\ (100-F) = Kt$$

> **Modelo de libertação de Higuchi**

No modelo de Higuchi, o gráfico é traçado entre a % de libertação cumulativa do fármaco e $\sqrt{t}$.

Para estudar a cinética de libertação de Higuchi, os dados da taxa de libertação foram ajustados à seguinte equação

$$F = K t^{1/2}$$

Em que "K" é a constante de Higuchi.

> **Korsmeyer e Peppas lançam modelo**

O mecanismo de libertação do fármaco foi avaliado através da representação gráfica do logaritmo da percentagem de fármaco libertado versus o logaritmo do tempo, de acordo com a equação de Korsmeyer-Peppas. O expoente "n" indica o mecanismo de libertação do fármaco calculado através do declive da linha reta.

$$M/M\infty=Kt^n$$

Em que, $M\sqrt{M\infty}$ é a fração de fármaco libertada no tempo 't', k representa uma constante e 'n' é o expoente difusional, que caracteriza o tipo de mecanismo de libertação durante o processo de dissolução.

Para a libertação não fickiana, o valor de n situa-se entre 0,5 e 1,0; no caso da difusão fickiana, n = 0,5; para a libertação de ordem zero (transporte no caso II), n = 1; e para o transporte no caso II, n > 1 (Peppas, 1985).

3.11 Estudo de estabilidade

Foi realizado um estudo de estabilidade acelerado para a formulação selecionada durante um mês a 40°C ± 2°C, 75% ± 5%RH. Após um mês, os comprimidos foram avaliados quanto ao aspeto e à libertação do fármaco *in-vitro* e à cinética da taxa de libertação.

Resultados e discussão

4.1 Desenvolvimento de um método analítico para a estimativa de Cefuroxima axetil

Foi construído um gráfico padrão para o fármaco em HCl 0,1 N. O gráfico padrão foi considerado

linear com valor r de 0,998 mostrado na **Figura 4.1**. O método obedeceu à lei de Beer na faixa de

concentração de 2-20µg/ml. Os valores de % CV que variam de 0,5 - 4,6 da **Tabela 4.1** indicam uma

precisão adequada.

Tabela 4.1 Valores do gráfico padrão de Cefuroxima axetil em HCl 0,1 N a 280nm

Concentração (.$^\mu$ g/ml)	Absorvância (n=6) ('x ±SD)	%C .V
2	0.096±0.00446	4.6
4	0.162±0.00648	4
6	0.243±0.00745	3
8	0.331±0.0094	2
10	0.420±0.00449	1
15	0.654±0.0149	2
20	0.849±0.00426	0.5

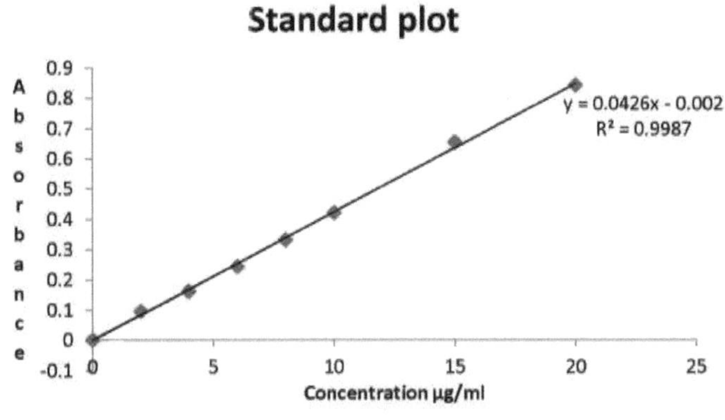

Figura 4.1 Gráfico padrão de Cefuroxima axetil em HCl 0,1 N a 280nm

4.2 FTIR do medicamento puro

A determinação da interação entre o fármaco e as ceras foi efectuada utilizando FTIR. O FTIR do

fármaco puro Cefuroxima Axetil apresentado na **Figura 4.2** mostra duas bandas de absorção de

carbonilo a 1681 cm⁻¹ atribuídas ao estiramento do carbonilo da amida. Existem dois picos de

absorção a 3483 cm⁻¹ e 1778 cm⁻¹ atribuídos a vibrações secundárias de estiramento N-H e a um

estiramento C=O de um éster vinílico.

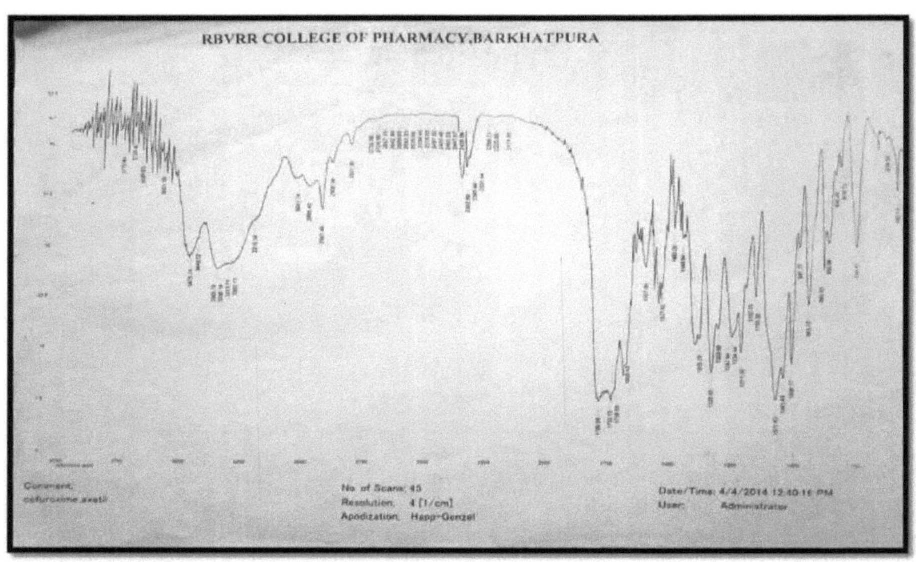

Figura 4.2 FTIR da cefuroxima axetil

4.3 Compatibilidade entre o medicamento e o excipiente

Os espectros FTIR da cera de parafina apresentados na **Figura 4.3 mostram uma vibração** de estiramento C-H a cerca de 3000 cm⁻¹. Os espectros FTIR da cera de abelhas apresentados na figura **4.4 mostram uma vibração de estiramento** C=O a 1715 cm⁻¹, uma vibração de estiramento C-H a cerca de 3000 cm⁻¹ e uma vibração de estiramento C-O a 1100 cm⁻¹. Os espectros FTIR da cera de carnaúba apresentados na **figura 4.5** mostram uma vibração de estiramento C-H de hidrocarbonetos saturados a cerca de 3000 cm⁻¹, uma vibração de flexão C-H a cerca de 1470 cm⁻¹ e 720 cm⁻¹, uma vibração de estiramento C=O de carbonilo na região de 1700 cm⁻¹. Os picos do fármaco e das ceras apresentados nas **Figuras 4.6 a 4.8** retêm todos os picos. Por conseguinte, não há interação entre o fármaco e as ceras. Os outros excipientes utilizados na formulação já são compatíveis com a Cefuroxima Axetil.[53, 56]

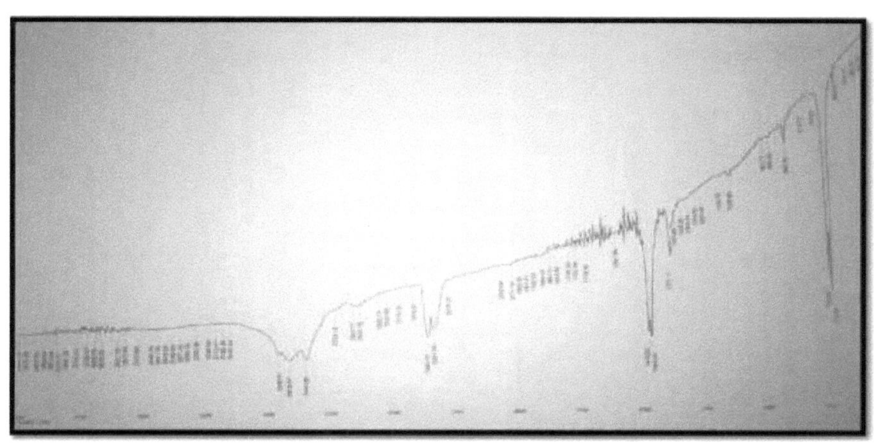

Figura 4.3: FTIR da cera de parafina

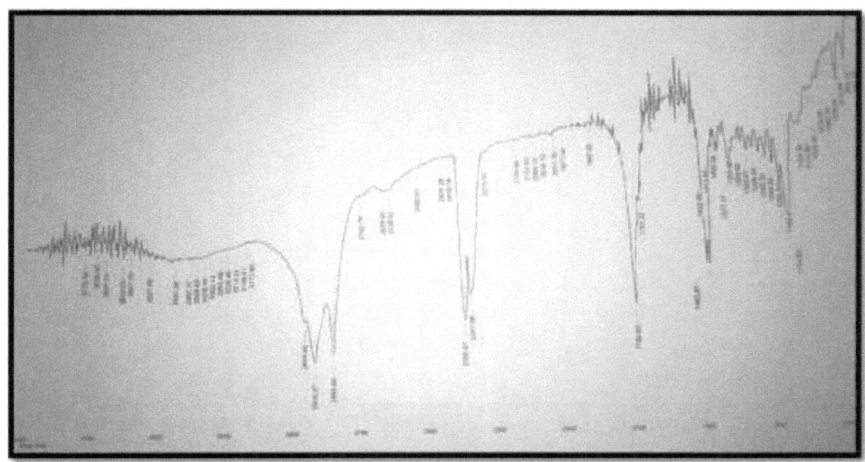

Figura 4.4: FTIR da cera de abelha

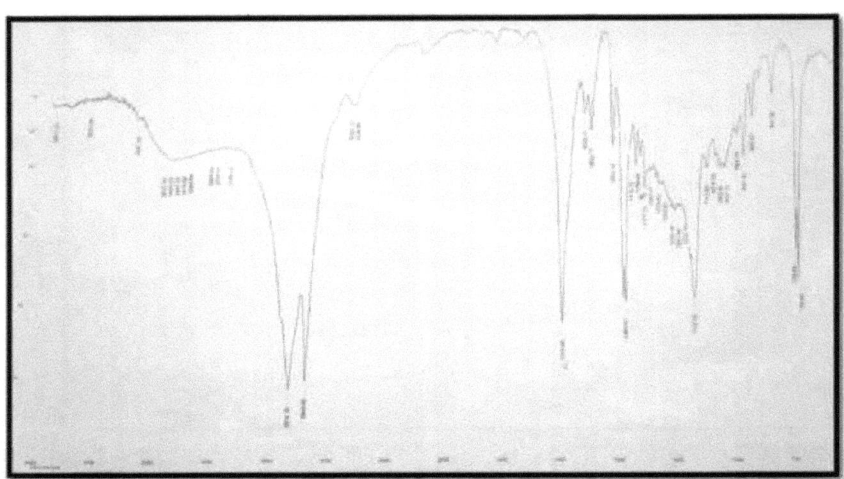

Figura 4.5: FTIR da cera de carnaúba

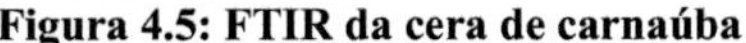

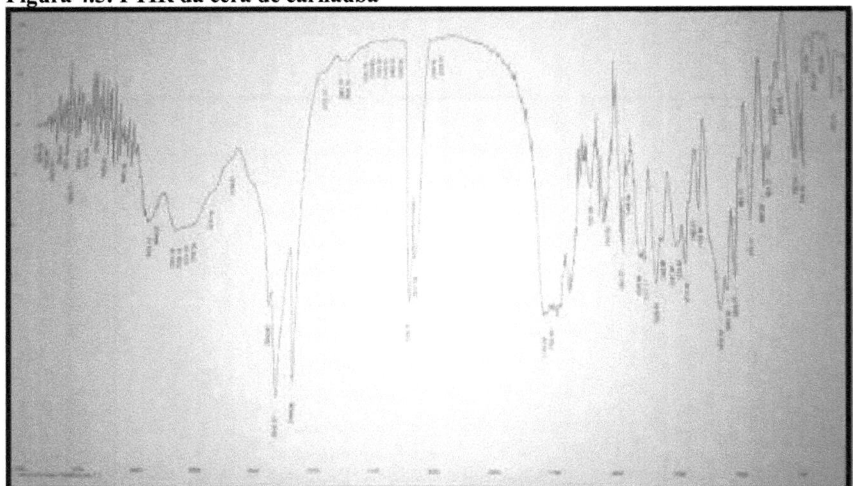

Figura 4.6: FTIR de cefuroxima axetil + cera de parafina

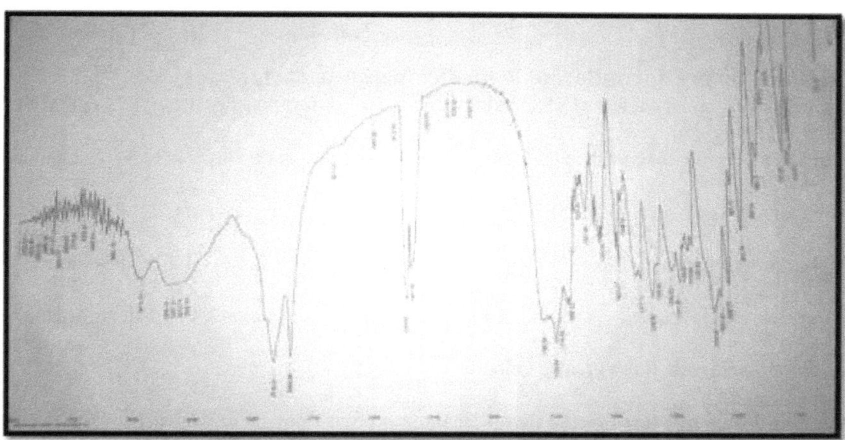

Figura 4.7: FTIR de Cefuroxime axetil + cera de abelhas

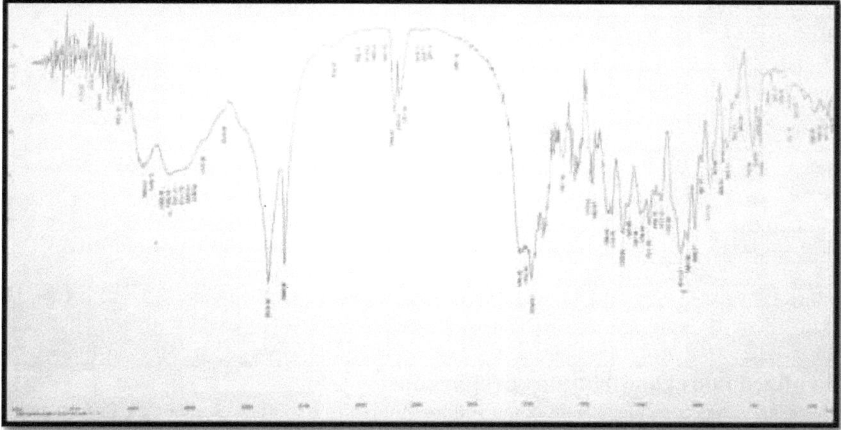

Figura 4.8: FTIR de Cefuroxime axetil + cera de carnaúba

4.4 Estudos de pré-formulação do medicamento puro

O fármaco puro foi avaliado quanto ao ângulo de repouso, à densidade aparente, à densidade de batida, ao índice de compressibilidade e ao rácio de Hausner. A partir da **Tabela 4.2,** os valores para o ângulo de repouso foram de 33,2° , mostrando que o fármaco tem uma fraca propriedade de fluxo. O valor do índice de Carr e do rácio de Hausner foi de 23,66 e 1,46, respetivamente, indicando que o fármaco puro tem uma fraca propriedade de fluxo.

4.5 Estudos de pré-formulação de medicamentos e excipientes

Os estudos de pré-formulação foram efectuados para todas as formulações F1 a F9, conforme indicado **em 4.2.** O ângulo de repouso para todas as formulações variou de 28,16° a 22,37° indicando boas propriedades de fluxo, exceto F1 e F2. Os valores do índice de Carr variaram de 14,54 a 12,45, indicando boas propriedades de fluxo. O rácio de Hausner variou de 1,124 a 1,146, indicando boas propriedades de fluxo. O resultado do ângulo de repouso e do índice de compressibilidade indica boas e excelentes propriedades de fluxo para os grânulos.

Tabela 4.2: Estudos de pré-formulação do medicamento puro e das formulações

Parâmetro	Puro droga	F1	F2	F3	F4	F5	F6	F7	F8	F9
Ângulo de Repose(θ)	33.2	31.9	32.4	27.11	28.16	27.6	25.06	23.18	24.21	22.37
A granel Densidade (g/ml)	0.579	0.632	0.598	0.562	0.583	0.597	0.579	0.586	0.582	0.585
Com torneira Densidade (g/ml)	0.716	0.716	0.685	0.632	0.659	0.669	0.655	0.665	0.659	0.662
Hausner's Rácio	1.236	1.132	1.145	1.124	1.130	1.121	1.131	1.134	1.132	1.131
Compressibilidade Índice (%)	23.66	13.29	14.54	12.45	13.03	12.06	13.12	13.48	13.23	13.16

4.6 Avaliação dos comprimidos preparados

Foram preparadas várias formulações de comprimidos flutuantes não efervescentes de Cefuroxima Axetil mencionadas na **tabela 3.4** e foram avaliadas quanto à variação de peso, dureza, friabilidade e flutuabilidade mencionadas anteriormente na **tabela 4.3**

Todos os parâmetros para todas as formulações estavam dentro dos limites.

TABELA 4.3 Avaliação dos comprimidos NEF de Cefuroxima Axetil

Parâmetros	F1	F2	F3	F4	F5	F6	F7	F8	F9
Variação de peso (mg)	0.468± 0.038	0.467± 0.045	0.469± 0.053	0.428± 0.042	0.395± 0.046	0.455± 0.051	0.518± 0.06	0.533± 0.04	0.548± 0.055
Dureza $(Kg/cm)^2$	3.6	3.5	5.5	4.5	4.3	4.2	4.2	4.3	4.3
Friabilidade (%)	0.86	0.83	0.763	0.81	0.87	0.85	0.89	0.85	0.84
FLT							30 min		30 min
Flutuabilidade	-	-	-	-	-	-	>24 horas	-	>24 horas

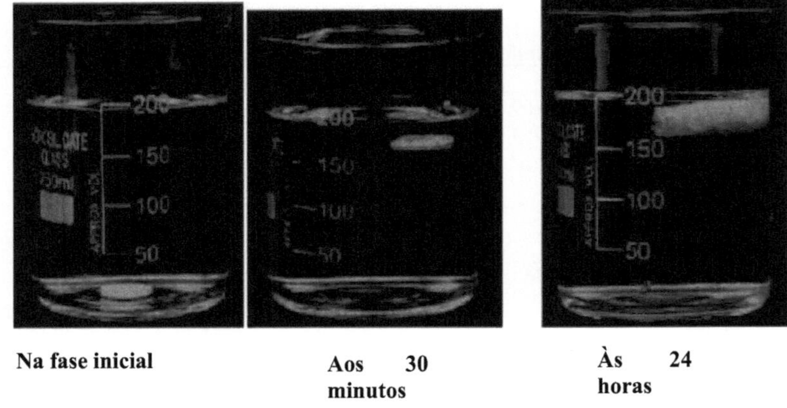

Na fase inicial **Aos 30 minutos** **Às 24 horas**

Figura 4.9: Estudos de flutuabilidade

4.7 Perfis de libertação do fármaco *in vitro* de comprimidos NEF de Cefuroxima axetil

O estudo de dissolução foi inicialmente efectuado para o comprimido de libertação imediata de Cefuroxima Axetil comercializado, equivalente a 250 mg de comprimidos de Cefuroxima em 0,1NHCl. A libertação do fármaco *in vitro* foi realizada para a formulação de libertação imediata de Cefuroxima Axetil comercializada, que mostrou uma libertação do fármaco de 99,42% em 100 minutos, como se mostra na **Tabela 4.4**, e o perfil de libertação é apresentado na **Figura 4.10**.

De acordo com as formulações mencionadas na **Tabela 3.2**, foram preparados comprimidos NEF de Cefuroxima Axetil, que foram submetidos a estudos de dissolução. Foram desenvolvidas várias formulações utilizando ceras diferentes. Para selecionar a cera, as formulações F1, F2 e F3 foram feitas utilizando 33,3% de cera de parafina, cera de abelha e cera de carnaúba. Mas devido à elevada concentração de ceras, F1, F2 e F3 mostraram uma libertação do fármaco de 5,82%, 8,42% e 12,71% em 12 horas. Destas três ceras, a formulação F3 contendo cera de carnaúba mostrou uma libertação óptima. Depois, a concentração de cera foi reduzida. As formulações F4 e F5 foram formuladas utilizando 20% e 10% de cera de carnaúba. A F5 mostrou uma libertação do fármaco de 42,5% quando comparada com a F4. As formulações F6 e F7 foram feitas com diferentes concentrações de agente de flutuação. 10% de cera de carnaúba e 20% de bicarbonato de sódio na F6, e na formulação da F7 foi utilizado 40% de bicarbonato de sódio. As formulações F6 e F7 mostraram uma libertação do fármaco de 51,1% e 53,9%. A F7 apresentou flutuação por mais de 24 horas. Entre F6, F7 - F7 foi a melhor formulação tendo em conta o tempo de flutuação. Tomando a F7 como formulação de base, foram concebidas as formulações F8 e F9. Para aumentar a desintegração do fármaco, foi utilizado o MCC. Em F8 e F9, utilizou-se 5% e 10% de MCC. As F8 e F9 mostraram uma libertação do fármaco de 78,3% e 91,67%. Entre estas duas formulações, a F9 foi a melhor formulação. A F9 apresentou flutuação por mais de 24 horas. Os perfis de libertação são mencionados na **Tabela 4.5** e na **Figura**

4.11. Como os estudos preliminares mostraram que a concentração de lactose está a influenciar as propriedades de flutuação, a concentração de lactose foi mantida constante. Por isso, o peso das formulações não foi mantido igual durante o estudo. A cera de carnaúba é menos densa por natureza, pelo que os comprimidos devem ter uma boa propriedade de flutuação. No entanto, devido à natureza hidrofóbica da cera de carnaúba, o processo de humedecimento do comprimido é normalmente retardado, o que influencia a flutuação do comprimido. Para conseguir a flutuação, adiciona-se bicarbonato de sódio à preparação. Durante o processo de molhagem, ocorre uma reação entre o bicarbonato de sódio presente na formulação e o HCl presente no meio de dissolução circundante. Como resultado, leva à evolução do gás CO_2, causando bouancy ao comprimido. Este comprimido NEF de Cefuroxima Axetil apresentou um tempo de retardamento de 30 minutos e observou-se que o tempo de flutuação foi superior a 24 horas.

Em comparação com os comprimidos comercializados, a libertação do fármaco foi prolongada para a formulação preparada.

Quadro 4.4 Perfil de libertação do fármaco in vitro da formulação de libertação imediata comercializada de Cefuroxima axetil

Tempo (min)	% de libertação cumulativa do fármaco
0	19.07143
10	28.92857
20	42
30	53.14286
40	65.14286
50	76.92857
60	85.07143
70	90.85714
80	96.21429
90	98.35714
100	99.42857

Tabela 4.5 Perfis de libertação cumulativa do fármaco de todas as formulações

Tempo (horas)	F1	F2	F3	F4	F5	F6	F7	F8	F9
0.5	-	-	-	-	-	-	-	16.28	17.07143
1	2.0571	1.885714	3.100714	6.642857	5.571429	11.14286	11.896	20.789	21.4803
2	2.935714	2.635714	4.956429	10.39286	10.5	12.64286	13.196	27.878	28.9767
3	3.064286	3.578571	6.696429	12.96429	16.82143	14.78571	15.892	32.8768	35.78571
4	3.385714	4.092857	7.960714	15.42857	19.60714	18.64286	18.19	41.7868	44.67857
5	3.685714	5.121429	9.739286	19.28571	21.85714	19.56	20.569	52.787	54.64286
6	4.2	5.871429	10.36714	17.78571	26.57143	22.28571	23.342	59.492	60.64286
7	4.65	6.385714	10.77214	22.60714	29.78571	36.679	29.437	62.7897	67.07143
8	4.885714	6.792857	12.53143	24.21429	31.5	42	34.452	64.8867	77.67857
9	5.121429	7.392857	12.44786	25.60714	36.75	44.14286	43.294	68.489	81.32143
10	5.271429	8.121429	12.465	28.28571	39.53571	45.23	48.239	70.568	82.9899
11	5.614286	8.185714	12.62357	28.967	41.14286	48.645	49.496	75.29987	83.67857
12	5.828571	8.421429	12.71571	30.1289	42.53571	51.1289	53.906	78.278	91.678

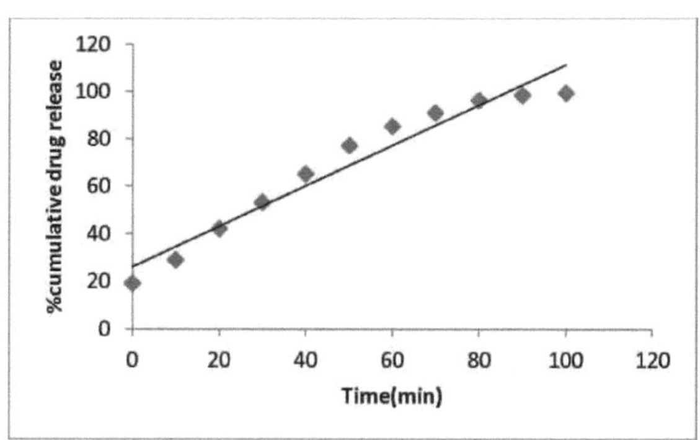

Fig 4.10 Gráfico de libertação do fármaco da formulação comercializada de libertação imediata de cefuroxima axetil

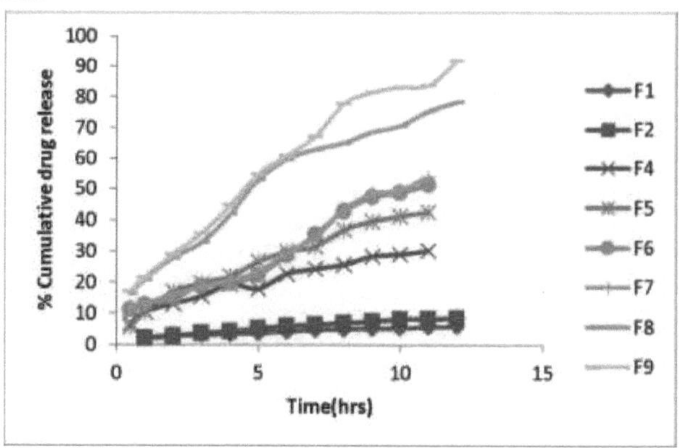

Fig 4.11 Perfis de libertação do fármaco de todas as formulações (F1 a F9)

4.8 Perfis cinéticos de comprimidos NEF de Cefuroxima axetil

O mecanismo de libertação do fármaco dos comprimidos NEF de Cefuroxima Axetil foi determinado

pela aplicação do modelo de Korsmeyer-Peppas, do modelo de Higuchi, da cinética de ordem zero e

de primeira ordem apresentados na **Tabela 4.6** e dos respectivos gráficos das formulações F3 a F9

apresentados nas **Figuras 4.12 a 4.15.**

Os valores do coeficiente de correlação (r) são de 0,896 a 0,992. A partir dos gráficos de libertação do fármaco, observou-se que a libertação do fármaco seguia uma cinética de ordem zero e uma difusão não fickiana (valor n 0,5 a 1) que se ajustava à equação de Korsmeyer-Peppas. Isto indica que a libertação do fármaco depende da erosão da cera.

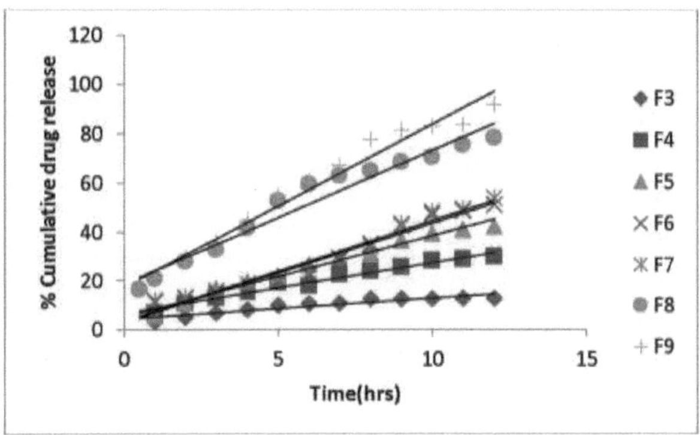

Fig 4.12 Gráficos de ordem zero das formulações F3-F9

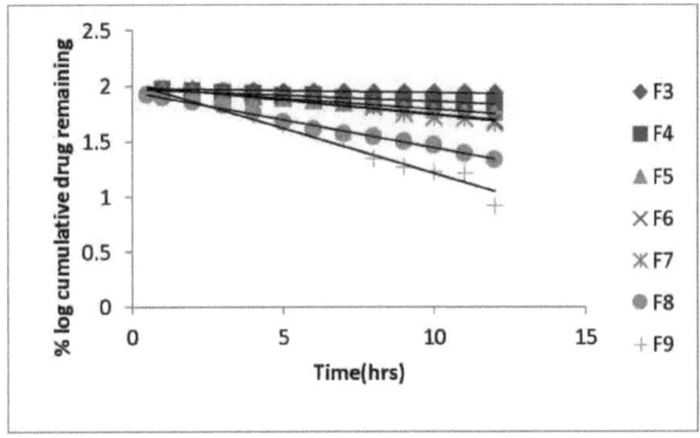

Fig 4.13 Gráficos de primeira ordem das formulações F3-F9

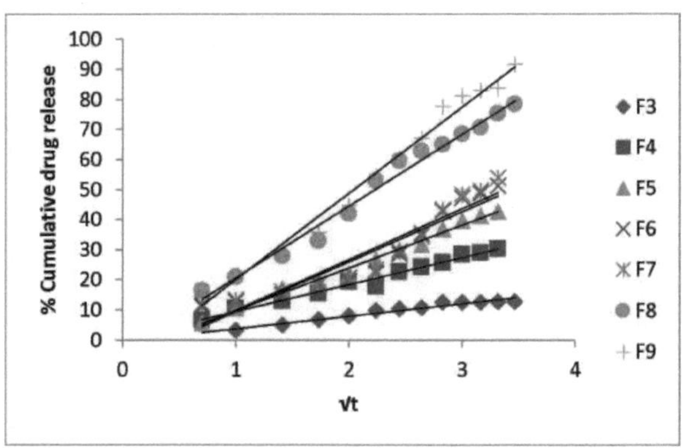

Fig 4.14 Gráficos de Higuchi das formulações F3-F9

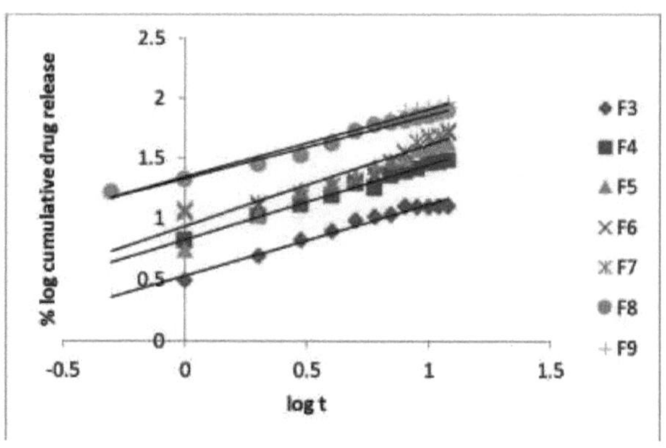

Fig 4.15 Gráficos de Korsmeyer-Peppas das formulações F3-F9

Quadro 4.6 Valores do coeficiente de correlação

Formulações	Zero ordem Valor K_0	Ordem zero $(\ )^r$	Primeira ordem Valor K_1	Primeiro ordem $(\ )^r$	Higuchi $(\ )^r$	Peppas $(\ )^r$
F3	0.861	0.936	0.009	0.982	0.993	0.990
F4	2.140	0.973	0.025	0.980	0.992	0.991
F5	3.354	0.982	0.043	0.992	0.985	0.990
F6	4.072	0.962	0.059	0.946	0.901	0.901
F7	4.155	0.963	0.062	0.941	0.896	0.899
F8	5.451	0.953	0.117	0.990	0.983	0.982
F9	6.636	0.973	0.184	0.964	0.982	0.981

4.9 Estudos de estabilidade

Foi realizado um estudo de estabilidade acelerada para a formulação selecionada F9 durante um período de um mês a 40°C ± 2°C, 75% ± 5%RH. Não se registaram alterações no aspeto físico, cor, dureza, variação de peso e uniformidade do conteúdo. Como o tempo era limitado, foram recolhidas e avaliadas amostras de um mês. Os resultados apresentados nas **Tabelas 4.7 e 4.8** para a F9 mostraram que não houve alteração na libertação do fármaco e que a formulação era estável.

A formulação foi analisada no final de um mês para estudos de ensaio e dissolução. O perfil de dissolução in vitro e o ensaio mostraram que não houve alteração significativa na taxa de libertação do fármaco do comprimido optimizado no final de um mês. A partir de todos os resultados acima, pode ficar claro que a tentativa feita para formular comprimidos flutuantes não efervescentes foi alcançada.

Tabela 4.7 Avaliação dos comprimidos NEF de Cefuroxima Axetil após um mês de estudo de estabilidade

Parâmetros	F9
Variação de peso (mg)	0.549±0.043
Dureza (Kg/cm)^2	4.2
Friabilidade (%)	0.84
Flutuabilidade	>24 horas

Quadro 4.8 Estudo de dissolução in vitro da formulação F9 após um mês de estudo de estabilidade

Tempo (horas)	Antes da estabilidade F9 (n=3)	Após a estabilidade F9 (n=3)
0.5	17.07143±0.03	16.178±0.05
1	21.4803±0.06	20.389±0.03
2	28.9767±0.03	26.29±0.08
3	35.78571±0.02	35.6897±0.04
4	44.67857±0.028	43.87±0.01
5	54.64286±0.052	54.89±0.033
6	60.64286±0.035	61.798±0.024
7	67.07143±0.039	68.9±0.038
8	77.67857±0.046	76.479±0.017
9	81.32143±0.027	80.983±0.042
10	82.9899±0.053	81.490±0.012
11	83.67857±0.042	85.783±0.085
12	91.678±0.025	91.08±0.027

4.10 Perfil cinético de comprimidos NEF de Cefuroxima axetil

Para a formulação F9, foram traçados os gráficos de ordem zero, de primeira ordem, de Higuchi e de Korsmeyer-Peppas apresentados nas **Figuras 4.16 a 4.19** para conhecer o mecanismo de libertação.

Os valores do coeficiente de correlação são apresentados na **Tabela 4.9**

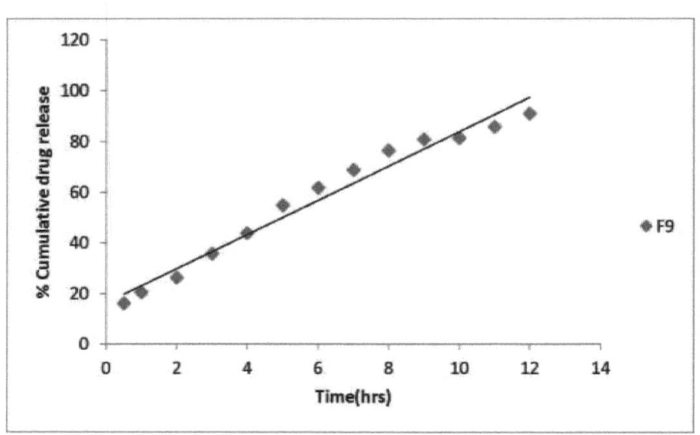

Fig 4.16 Gráfico de ordem zero da formulação F9 após um mês de estudo

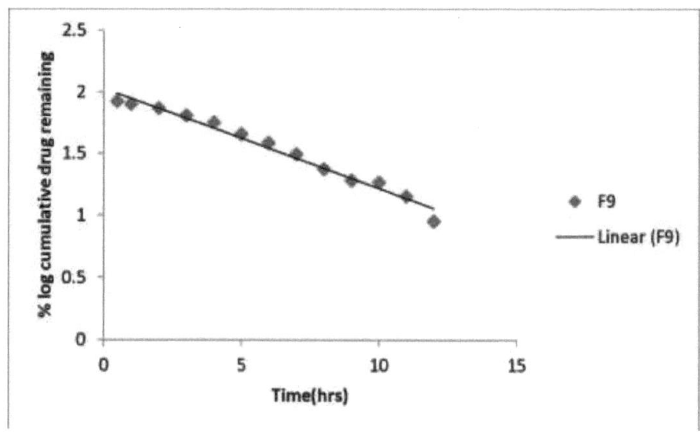

Fig 4.17 Gráfico de primeira ordem da formulação F9 após um mês de estudo

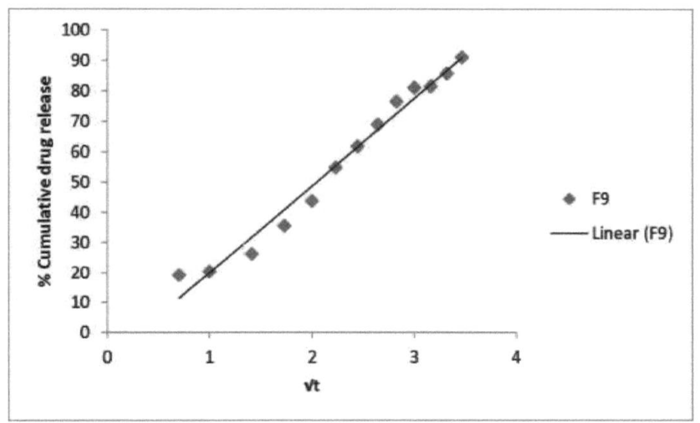

Fig 4.18 Gráfico de Higuchi da formulação F9 após um mês de estudo

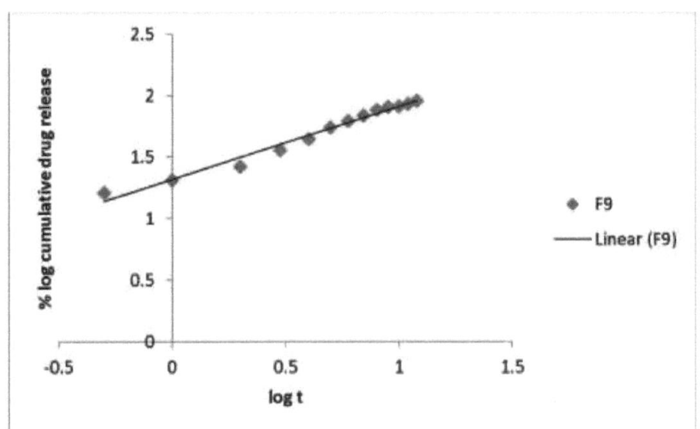

Fig 4.19 Gráfico de Korsmeyer-Peppas da formulação F9 após um mês de estudo

TABELA 4.9 Valores do coeficiente de correlação da formulação F9

Formulações	Zero ordem(r)^2	Primeiro ordem(r)^2	Higuchi (r)^2	Peppas (r)^2
F9	0.972	0.977	0.978	0.979

CONCLUSÃO

Foram preparados comprimidos flutuantes não efervescentes de Cefuroxima Axetil utilizando a técnica de granulação por fusão. Estes comprimidos foram preparados utilizando ceras diferentes. As variáveis do processo, como a concentração de cera, o agente de flutuação e o agente desintegrante, foram variadas. Utilizando estas variáveis, foram preparadas nove formulações (F1-F9). As formulações preparadas foram avaliadas quanto à variação de peso, friabilidade, dureza, estudos de flutuabilidade e estudos de libertação do fármaco *in-vitro*. Todas as formulações estavam dentro dos limites para os parâmetros avaliados acima. A libertação do fármaco de todas as formulações mostrou um padrão de libertação sustentada. As formulações preparadas seguiram o modelo cinético de ordem zero, uma vez que os valores de r se situaram entre 0,94 e 0,98, quando comparados com os da cinética de primeira ordem, que apresentam valores de r inferiores, ou seja, 0,941 e 0,992.Entre todas as formulações preparadas, a formulação F9 mostrou uma libertação sustentada do fármaco, ou seja, 91,678% em 12 horas e também mostrou um tempo de flutuação superior a 24 horas. Assim, esta foi considerada a melhor de todas as nove formulações. Portanto, isso mostra a adequação da cera de caurnaúba como um polímero para a preparação de comprimidos flutuantes gástricos NE.Esta melhor formulação (F9) foi, por conseguinte, submetida a estudos de estabilidade. A partir dos dados de estabilidade, confirmou-se que a formulação era estável sem qualquer degradação. Além disso, observou-se que a libertação do fármaco *in vitro*, bem como o tempo de flutuação para esta formulação F9, eram os mesmos quando realizados novamente após um período de 30 dias.

REALIZAÇÕES:

1. Preparou comprimidos NEGF de cefuroxima axitel utilizando um polímero hidrofílico como a cera de caurnaúba.

2. Foi utilizada a técnica de granulação por fusão, pelo que o sabor amargo do medicamento foi disfarçado.

REFERÊNCIAS

1.   Leon Lachman, Herbert A. Liberman et al, Pharmaceutical dosage forms, 2nd edition, volume 1, 75-128, 132-181.

2.   Banker GS, Rhodes CT, editores. Modern Pharmaceutics. Marcel Dekker, Inc; Nova Iorque, NY, EUA: 2002.

3.   The Theory and Practice of Industrial Pharmacy, Leon Lachman, Herbert A. Lieberman, Joseph L. Kanig, Third Indian Edition, Varghese Publishing house Hind Rajasthan Building, Dadar Bombay400014, 1987.

4.   Um livro de texto de Farmácia Profissional, N.K. Jain, S.N. Sharma. Vallabh Prakashan

5.   Remington the Science and Practice of Pharmacy 20th Edition, Lippincott Williams& Wilkins International Student Edition

6.   P.K. Sahoo, Pharmaceutical technology of tablets, Instituto de Ciências Farmacêuticas e Investigação de Deli, Nova Deli-110017 (04-10-2007).

7.   Brahmanker D.M. e Jaiswal S.B. (1995) "Biopharmaceutics and Pharmacokinetics", "A Treatise", 1st ed. Nova Deli: Vallabh Prakashan

8.   Jain N.K. (2002) Controlled and Novel Drug Delivery. CBS 1-2, 676-698.

9.   Sing B N e Kim K H. Floating Drug Delivery Systems: an approach to oral controlled drug delivery via gastric retention. J.Control.Release. 2000; 63: 235-259.

10.   R Talukder, R Fissihi. Sistemas de administração gastroretentiva: Uma mini revisão. Drug Development Industrial Pharmacy. 2004; 30(10): 1019-1028.

11.   AV Mayavanshi, SS Gajjar. Sistemas flutuantes de administração de medicamentos para aumentar a retenção gástrica de medicamentos: A Review. Research J. Pharm. and Tech. 2008; 1(4).

12.   Lahothi S.R, Syed iftequar, Sabina M, Dehghan M.H, Shoaib S, Mahiuddin S. Uma visão geral da investigação sobre sistemas de administração de fármacos gastro-retentivos. Revista internacional de investigação em farmácia. 2011; 2(11): 50-57.

13.   Nikita Dixit. Sistema flutuante de administração de medicamentos. Jornal de investigação farmacêutica atual. 2011; 7(1); 6-20.

14.   Shiva Shankar Hardenia, Ankit Jain, Ritesh Patel, Anu Kaushal. Sistemas flutuantes de administração de medicamentos. Revista asiática de Farmácia e Ciências da Vida. 2011; 1: 284-293.

15.   Shakti Dwivedi, Vikash Kumar. Floating Drug Delivery Systems: A Concept of Gastroretention Dosage Forms, International Journal of Research in Pharmaceutical and Biomedical Sciences. 2011; 2(4): 1413-1426.

16.   Sonia dhiman, Thakur Gurjeet Singh, Ashish Kumar Rehni, Surbhi Sood, Sandeep Arora. Gastroretentive: um sistema de libertação controlada de fármacos. Jornal Asiático de Investigação Farmacêutica e Clínica. 2011; 4(1): 5-13.

17.   Manoj Goyal, Rajesh Prajapati, Kapil Kumar Purohit, S.C. Mehata. Floating drug delivery systems, Journal of Current Pharmaceutical Research. 2011; 5(1): 7-18.

18.   Doshi SM, Tank HM. Gastro Retenção - Uma Inovação em relação aos Medicamentos Convencionais Pouco Solúveis: A Review. Revista Internacional de Ciências Farmacêuticas e

Químicas. 2012; (2): 859-866.

19.   Nirav Patel, Nagesh C, Chandrashekhar S, Patel Jinal e Jani Devdatt. Sistemas flutuantes de administração de medicamentos: Uma abordagem inovadora e aceitável para a administração de medicamentos gastro-retentivos. Jornal Asiático de Investigação Farmacêutica. 2012; 2: 07-18.

20.   Shaikh siraj, Molvi Khurshid, Sayyad Nazim, Tarique khan. Tendências recentes no sistema de administração de medicamentos gastroretentivos. Revista Internacional de Investigação e Desenvolvimento Farmacêutico. 2013; 5(09); 80-88.

21.   Manisha Ware, Sandip Prasad Tiwari, Amit Roy, Trilochan Satapathy. New insights into gastro-retentive floating drug delivery systems. Jornal Mundial de Farmácia e Ciências Farmacêuticas. 2013; 3(1) 252-270.

22.   Lokendra Pal Singh, Dr. Rajesh K.S. Deepak.G.Umalkar, Vijay Kumar Chauhan, Viralkumar Rana, Kamini S. Vasava. Comprimido efervescente flutuante: A Review. Jornal de Ciências Farmacêuticas e Biomédicas. 2011; 5(11): 1-6.

23.   Rajesh Agrawal e Yadav Naveen. Pharmaceutical Processing - A Review on Wet Granulation Technology (Processamento Farmacêutico - Uma Revisão da Tecnologia de Granulação Húmida). Jornal Internacional de Investigação Farmacêutica de Fronteira. 2011; 1(1): 65-83.

24.   Srikanth.S, KVM Krishna, Babu. G. Melt granulation: uma alternativa às técnicas de granulação tradicionais. Revista Mundial de Farmácia e Ciências Farmacêuticas. 2013; 2(5): 2420-2429.

25.   Vikas A Saharan, Vipin Kukkar, Mahesh Kataria, Manoj Gera, Pratim K. Choudary. Aumento da dissolução de fármacos. Parte 1: Tecnologias e efeito dos transportadores. Revista Internacional de Investigação em Saúde. junho de 2009; 2(2): 107-124.

26.   Halle Pradeep D, Sakhare Ram S, Dadage Ketan K, Birajdar Ganesh O, Raut Deepika B. Uma revisão da técnica de granulação por fusão. Jornal de Farmácia e Fitoterapêutica. 2013; 1(3): 6-10.

27.   K.Patel, Raj K. Prasad, M. Bajpai. O que é a tecnologia de granulação por fusão para melhorar a taxa de dissolução da Domperidona? Biblioteca de investigação académica. 2011; 3(2): 25-33.

28.   Shende M.A, Akare S.C, Boorugu R e Patil A.T. Formulação e avaliação in-vitro da libertação sustentada de cloridrato de diltiazem através de matrizes de cera. Jornal Internacional de Investigação Química. 2009; 1(4): 889-897.

29.   Srikanth S, KVM Krishna, Babu G. Granulação por fusão: uma alternativa às técnicas de granulação tradicionais. Revista mundial de farmácia e ciências farmacêuticas. 2013; 2(5): 2420-2429.

30.   Sarika Madana, Sumit Madanb. Extrusão por fusão a quente e suas aplicações farmacêuticas. Jornal Asiático de Ciências Farmacêuticas. 2012; 7(2): 123-133.

31.   Patel P, Dand N, Somwanshi A, Kadam VG, Hirlekar RS. Conceção e avaliação de uma forma de dosagem gastroretentiva de libertação sustentada de captopril. Uma via técnica. AAPS PharmSciTech. 2008; 9(3): 836-839.

32.   Garg R, Gupta GD. Preparação e avaliação de comprimidos flutuantes gastroretentivos de

aciclovir. Current drug delivery. 2009; 6(5): 437-483.

33.   Garse H, Vij M, Yamgar M, Kadam V, Hirlekar R, Formulação e avaliação de uma forma de dosagem gastroretentiva de cloridrato de labetalol. Arquivos de Investigação Farmacêutica. 2010; 33(3): 405-410.

34.   Negi JS, Jugran V, Kashiwa N. Desenvolvimento de comprimidos de matriz flutuante não efervescente à base de sementes de Euryale ferox. Jornal Asiático de Farmácia. 2011; 5(2): 93-100.

35.   Getyala A, Gangadharappa HV, Prasad MS, Reddy MP, Kumar TM. Formulação e avaliação de comprimidos flutuantes não efervescentes de losartan de potássio. Current Drug Delivery. 2013; 10(5): 620-629.

36.   Shende M. A, Akare S.C, Boorugu R e Patil A.T. Formulação e avaliação in-vitro da libertação sustentada de cloridrato de diltiazem através de matrizes de cera. Jornal Internacional de Investigação Química. 2009; 1(4): 889-897.

37.   Arunachalam A, B.Stephen rathinary, Ch. Rajveer, D.Kumaraswamy, A.M. Umaunnisha. Conceção e avaliação de um comprimido flutuante de levofloxacina hemihidratada. Revista internacional de biologia aplicada e tecnologia farmacêutica. 2010; 1(2): 260-268.

38.   Kannan C. Karunanithi V, Janarthanan S e Dheivasigamani V. Formulação e avaliação *in vitro* de comprimidos flutuantes gastroretentivos de maleato de rosiglitazona. Jornal Internacional de Ciências Químicas e Farmacêuticas. 2010; 1(1): 26-32.

39.   Swati Jagdale, Swapnil Ghorpade, Dhaval Bhavsar, Aniruddha Chabukswar. Efeito da cera na libertação de um padrão de fármacos a partir de um comprimido de matriz gordurosa de libertação sustentada. Jornal de Investigação Química e Farmacêutica. 2010; 2(2): 330-338.

40.   Basavaraj K Nanjawade, Sunil R Mhase e FV Manvi. Formulação de comprimidos matriciais de libertação prolongada de cloridrato de metformina. Revista Tropical de Investigação Farmacêutica. 2011; 10(4): 375-383.

41.   K. Patel, Raj K. Prasad e M. Bajpai. Melhoria da taxa de dissolução da Domperidona usando a técnica de granulação por fusão. Biblioteca de investigação académica. 2011; 3(2): 25-33.

42.   Senthil Kumar B, Prem Anand D C, Senthil Kumar K L. Formulação e avaliação de comprimidos de libertação prolongada de cloridrato de Diltiazem através da técnica de granulação por fusão. Jornal Internacional de Farmácia e Investigação Industrial. 2011; 1(1): 36-42.

43.   Asija Rajesh, Modi Jasmin, Kumawat-Radheshyam, Asija Sangeeta, Goyal Mahesh. Formulação e avaliação de comprimidos de libertação sustentada de Diclofenac sodium utilizando a técnica de granulação por fusão. Revista Internacional de Investigação em Farmácia. 2012; 3(5): 216-220.

44.   M.Seth, DS Goswami, H Dhaliwal, N Uppal, S Kashyap e KD Sharma. Design e caraterização de comprimidos flutuantes de medicamentos anti-diabéticos. Jornal Internacional de Pesquisa em Farmácia e Química. 2013; 3(3): 605-611.

45.   Ravi kumar Misal, Atish Waghmare, Dr. Dinesh Sakarkar. Formulação e avaliação de um comprimido de matriz de libertação sustentada de um medicamento modelo. Jornal Asiático de Investigação Química e Farmacêutica. 2013; 1(1): 1-12.

46.   Birajdar Ganesh, Kadam Vaishali, Bharkad Vishvanath, Maske Kanchan, Chintale Ashwini.

Formulação e avaliação de comprimidos de libertação sustentada de cloridrato de Diltiazem por tecnologia de granulação por fusão. Revista Internacional de Investigação em Farmácia. 2013; 4(7): 131-137.

47.	Ravindra S dhumal, Samithkumar T rajmane, Sanjay T dhumal. Conceção e avaliação de comprimidos flutuantes de Cefuroxima Asetil em duas camadas para libertação bimodal. Jornal de Investigação Científica e Industrial. 2006; 65: 812-816.

48.	R. Margret chandira, Debjit Bhowmik, B. Jayakar. Formulação e avaliação de comprimidos flutuantes de cefuroxima axetil. A Pesquisa Farmacêutica, um Jornal. 2010; 4(2): 173-180.

49.	Debendra Kumar Mohapatra, Harekrishna Roy, Dharamjit Pattanayak, Sisir Nandi e Prakash Snapati. Conceção e avaliação in-vitro de microesferas flutuantes de cefuroxima asetil para o tratamento de infecções adquiridas em hospitais. Revista internacional de ciência farmacêutica e cuidados de saúde. 2012; 2(2): 36-51.

50.	Dumbare A.S., Shelke P.V, Gadhave M.V, Banerjee S.K. Preparação e avaliação da suspensão de Cefuroxime axetil. Jornal Internacional de Farmácia Industrial e Biociências. 2012; 1(1): 152-157.

51.	Kinjal D, Bavisia. Formulação e avaliação de um comprimido flutuante de cefuroxima axetil. Jornal Internacional de Investigação Farmacêutica e Biociências. 2012; 1(5): 184-192.

52.	S. Kiran kumar, T. Ramarao, D.B.R.N. Bikshapathi, K.N. Jayaveera. Desenvolvimento de uma formulação de libertação controlada e avaliação de comprimidos de matriz de felodipina utilizando polímeros hidrofóbicos. Jornal Internacional de Ciências Farmacêuticas e Pesquisa. 2013; 4(1): 506-511.

53.	Madhusudhan Rao Y, Sandeep Kumar G e Sathish D. Formulation and Evaluation of Gastroretentive Floating Tablets of Cefuroxime Axetil. Revista Internacional de Investigação em Ciências Farmacêuticas e Biomédicas.

54.	Snehamayee Mohapatra, Rajat Kumar Kar, Debendra Kumar Mohapatra, Sunil Kumar Sahoo e Bhakti Bhusan Barik. Comprimidos flutuantes gastroretentivos à base de polímeros hidrofílicos carregados com cefuroxima axetil: preparação e avaliação in vitro. Arquivos Brasileiros de Biologia e Tecnologia. 2012; 55(2): 269-275.

55.	Umasankar Mukhi, Smiatapadmamohanty. Formulação e avaliação de comprimidos flutuantes de cefuroxima axetil. Jornal Internacional de Farmácia e Ciências Farmacêuticas. 2013; 5(4):156-161.

56.	A.S. Gudigennavar, L.S. Vijapu, C.C. Patil e R.V. Kulkarni. Desenvolvimento e avaliação de sistemas de administração gastro-retentiva de cefuroxima axetil. Jornal Africano de Farmácia e Farmacologia. 2013; 7(20): 1332-1338.

57.	Farmacopeia dos Estados Unidos e Formulário Nacional (2002). United States Pharmacopoeia, XXIII. Rockville: Convenção USP Inc

58.	Leon lachman, Herbert A. Lieberman (2009) The theory and Practice of Industrial Pharmacy, Livingston, New jersey, 182-184, 297-303.

59.	Farmacopeia Indiana (2007). A Comissão da Farmacopeia Indiana, NISCAR, Nova Deli, vol. 2, 662-664.

60.   R.S. Satoshkar, farmacologia, 2007, 11th edition.

61.   Shinde AJ, Patil MS, More HN. Formulação e avaliação de um comprimido flutuante oral de Cefalexina. Jornal Indiano de Educação e Investigação Farmacêutica. 2010; 44(3): 324328.

62.   Patel VF, Patel NM. Sistema de administração intra-gástrica flutuante de cefuroxima axetil: avaliação in vitro. AAPS Pharm SciTech. 2006; 7:118-124

63.   Basak SC, Rao N. Desenvolvimento e avaliação in vitro da formulação de comprimidos orais de matriz flutuante de ciprofloxacina. Indian J Pharm Sci. 2004; 66: 313-316

64.   Chavanpatil M, Jain P, Chaudari S. Development of sustained release gastroretentive drug delivery system for ofloxacin: In vitro and in vivo evaluation. Int J Pharm. 2005; 304: 178-184.

65.   Arza RA, Gonugunta CS, Veera PR. Formulação e avaliação de comprimidos gastroretentivos flutuantes de cloridrato de ciprofloxacina. AAPS Pharm SciTech. 2009; 10(1): 220-226.

66.   Basak SC, Rao KN, Manavalan , Rao RP. Desenvolvimento e avaliação in vitro de uma formulação oral de comprimidos de matriz flutuante de ciprofloxacina. Indian J. Pharm. Sci. 2004; 66(3): 313316.

67.   Viral F, Patel e Natvaralal M.Patel. Libertação intragástrica flutuante de Cefuroxima Axetil: Avaliação in-vitro. AAPS Pharm Sci Tech. 2006; 7(1): 1-7.

68.   Ramesh B, Naidu, Madhusudhan Rao Y e Kishan V. Desenvolvimento e avaliação de comprimidos flutuantes gastroretentivos de norfloxacn. Ata Pharm. 2009; 59: 211-221.

69.   Taggart C. M, Ganglely L.A e Sick Muller.A. A avaliação da formulação e das condições de processamento da granulação por fusão. International Journal of Pharmacy 1984; 19: 139-148.

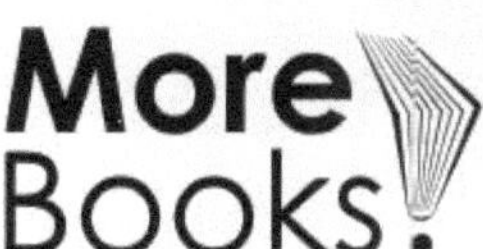

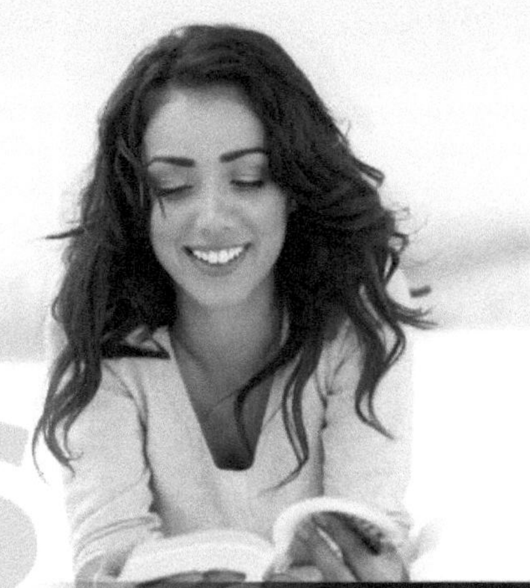

Buy your books fast and straightforward online - at one of world's fastest growing online book stores! Environmentally sound due to Print-on-Demand technologies.

Buy your books online at
www.morebooks.shop

Compre os seus livros mais rápido e diretamente na internet, em uma das livrarias on-line com o maior crescimento no mundo! Produção que protege o meio ambiente através das tecnologias de impressão sob demanda.

Compre os seus livros on-line em
www.morebooks.shop

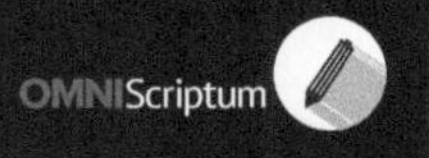

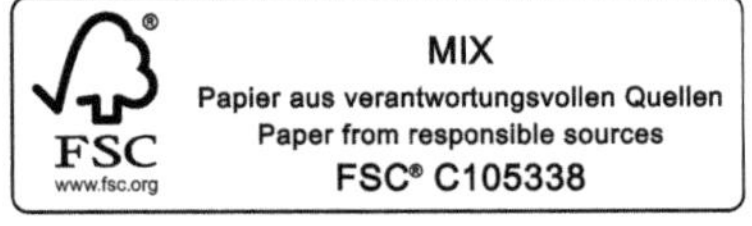

Printed by Books on Demand GmbH, Norderstedt / Germany